Burkhard Peter

Einführung in die Hypnotherapie

Zweite Auflage, 2009

Mitglieder des wissenschaftlichen Beirats des Carl-Auer Verlags:

Prof. Dr. Rolf Arnold
Prof. Dr. Dirk Baecker
Prof. Dr. Bernhard Blanke
Prof. Dr. Ulrich Clement
Prof. Dr. Jörg Fengler
Dr. Barbara Heitger
Prof. Dr. Johannes Herwig-Lempp
Prof. Dr. Bruno Hildenbrand
Prof. Dr. Karl L. Holtz
Prof. Dr. Heiko Kleve
Dr. Roswita Königswieser
Prof. Dr. Jürgen Kriz
Prof. Dr. Friedebert Kröger
Tom Levold
Dr. Kurt Ludewig
Prof. Dr. Siegfried Mrochen
Dr. Burkhard Peter
Prof. Dr. Bernhard Pörksen

Prof. Dr. Kersten Reich
Prof. Dr. Wolf Ritscher
Dr. Wilhelm Rotthaus
Prof. Dr. Arist von Schlippe
Dr. Gunther Schmidt
Prof. Dr. Siegfried J. Schmidt
Jakob R. Schneider
Prof. Dr. Jochen Schweitzer
Prof. Dr. Fritz B. Simon
Dr. Therese Steiner
Prof. Dr. Dr. Helm Stierlin
Karsten Trebesch
Bernhard Trenkle
Prof. Dr. Sigrid Tschöpe-Scheffler
Prof. Dr. Reinhard Voß
Dr. Gunthard Weber
Prof. Dr. Rudolf Wimmer?
Prof. Dr. Michael Wirsching

Umschlaggestaltung: Goebel/Riemer
Satz: Verlagsservice Hegele, Heiligkreuzsteinach
Printed in Germany
Druck und Bindung: Freiburger Graphische Betriebe, www.fgb.de

Zweite Auflage, 2009
ISBN: 978-3-89670-467-2
© 2006, 2009 Carl-Auer-Systeme, Heidelberg
Alle Rechte vorbehalten

Bibliografische Information der Deutschen Nationalbibliothek
Die Deutsche Nationalbibliothek verzeichnet diese Publikation
in der Deutschen Nationalbibliografie; detaillierte bibliografische
Daten sind im Internet über http://dnb.d-nb.de abrufbar.

Informationen zu unserem gesamten Programm, unseren Autoren
und zum Verlag finden Sie unter:**www.carl-auer.de**.

Wenn Sie Interesse an unseren monatlichen Nachrichten
aus der Häusserstraße haben, können Sie unter
http://www.carl-auer.de/newsletter den Newsletter abonnieren.

Carl-Auer Verlag
Häusserstraße 14
69115 Heidelberg
Tel. 0 62 21-64 38 0
Fax 0 62 21-64 38 22
E-Mail: **info@carl-auer.de**

Inhalt

Vorwort ... 7

Teil 1: Rituale in der Hypnotherapie ... 9

1. **Zur Geschichte ... 10**
2. **Das therapeutische Tertium ... 18**
3. **Psychopathologische Symptome und hypnotische Phänomene: Ähnlichkeiten und Unterschiede ... 23**
4. **Hypnotische Rituale: Techniken und Phänomene ... 30**
   Sind hypnotische Rituale nötig? ... 30
   Motorisch-kinästhetische Techniken und Phänomene ... 33
      Mesmer'sche „Luftstriche" ... 38
      Fixationstechnik, Lidschluss und Augenkatalepsie ... 39
      Treppenmetapher zur „Vertiefung" ... 41
      Armlevitation ... 42
      Ideomotorisches Signalisieren ... 48
      Vorsicht beim ideomotorischen Signalisieren! ... 48
   Sensorische und affektive Phänomene ... 52
   Kognitive Phänomene ... 53
      Zurücknehmen ... 55

Teil 2: Anwendung der Hypnotherapie ... 57

5. **Hypnose und die Konstruktion von Wirklichkeit ... 58**
   Anwendung der Wirklichkeitskriterien auf
   die Konstruktion hypnotischer Phänomene ... 60
      1. Syntaktische Wirklichkeitskriterien:
      Sensorik und Wahrnehmung ... 60
      2. Semantische Wirklichkeitskriterien:
      Bedeutungsgebung durch Ausdruck, Valenz und Affekt ... 65

Nahsinne und Fernsinne und ihre Beziehung
zur affektiven Bedeutung ... 66
3. Pragmatische Wirklichkeitskriterien:
Handlung und Interaktion ... 70
Implikationen ... 75

6. Konstruktion von Wirklichkeit: Altersregression ... 77
„Womit bzw. wie beginnen Sie, sich zu erinnern?" ... 77
Therapeutische Führung in der Altersregression ... 78
Hypnoprojektive Techniken nach Erika Fromm ... 81
Sicherheitsmaßnahmen ... 83
Kontraindikationen ... 83
Indikationen ... 84

7. Konstruktion von Wirklichkeit: Symbolisierungen ... 88

8. Strategische Hypnotherapie: Symptomsubstitution ... 91

Teil 3: Aspekte der Hypnose und Hypnotherapie ... 95

9. Wissenschaftlich belegter Therapieerfolg ... 96

10. Suggestibilität, Hypnotisierbarkeit, Trancetiefe und hypnotischer Rapport ... 99

11. Kontraindikationen für die Anwendung von Hypnose ... 103

Anmerkungen ... 108
Literatur ... 113
Über den Autor ... 121

Vorwort

Hypnotherapie ist im Verlauf der letzten 25 Jahre in den deutschsprachigen Ländern zu einem integralen Bestandteil der psychotherapeutischen Versorgung geworden. Hypnotherapie ist verknüpft mit Person und Werk des 1980 verstorbenen amerikanischen Psychiaters Milton H. Erickson. Seine Art, Hypnose in der Psychotherapie anzuwenden, hat die heutige Hypnotherapie entscheidend geprägt – und auch sehr fassettenreich gemacht. Die in den letzten Jahren darauf aufbauenden Weiterentwicklungen sind in verschiedenen deutschen Lehrbüchern schon mehr oder weniger ausführlich dokumentiert[1].

In der vorliegenden kurzen Einführung in die Hypnotherapie kann verständlicherweise nicht das breite Spektrum der verschiedenen Techniken und Anwendungen dargelegt werden wie beispielsweise auf den 800 Seiten des Praxismanuals von Revenstorf und Peter (2001). Ich konzentriere mich deshalb auf nur einen Aspekt der Hypnotherapie, nämlich die Anwendung von hypnotischen Ritualen und die Nutzung hypnotischer Phänomene in der Psychotherapie; das entspricht in etwa Teilen der Seminare B1, B4 und B5 der Fortbildung der Milton Erickson Gesellschaft für klinische Hypnose (M. E. G.). Ich gehe nicht bzw. nur am Rande auf die typisch „ericksonschen" Techniken und Strategien zur Rapportgestaltung ein, zur direkten und indirekten Kommunikation und zur strategischen Therapie, wie sie in den Seminaren B2, B3, B6 und B7 vermittelt werden, denn dies würden den Rahmen dieses Büchleins bei weitem sprengen.

Nur der Sorgfalt wegen weise ich darauf hin, dass hier keine Anleitung zum Erlernen von hypnotischen Techniken vorliegt – obwohl einige Vorgehensweisen technisch sehr ausführlich beschrieben werden. Dagegen hoffe ich deutlich machen zu können, warum die Anwendung von Hypnose die fundierte professionelle Kompetenz in einem der anerkannten Berufe des Gesundheitswesens erfordert.

Das Buch besteht aus drei Teilen. Im ersten Teil werde ich versuchen zu begründen, warum die Anwendung klassischer Hypnoserituale in der Hypnotherapie sinnvoll und manchmal auch notwendig ist; ich stelle die wichtigsten vor und schildere ihre Ausführung. Im zweiten Teil werde ich einige Anwendungsbeispiele dieser Rituale in der Hypnotherapie beschreiben. Im dritten Teil gehe ich kurz auf immer wieder nachgefragte Aspekte der modernen Hypnotherapie ein: wissenschaftliche Nachweise der Wirksamkeit, Suggestibilität und Trancetiefe sowie Kontraindikationen.

Ich danke meiner Frau Alida Iost-Peter für ihre gründliche und kritische Redaktion des vorliegenden Textes.

Burkhard Peter
Hesselbach und München, Januar 2006

Teil 1: Rituale in der Hypnotherapie

1. Zur Geschichte

Hypnotherapie ist die älteste Psychotherapieform. Hypnotische Rituale zu Heilzwecken lassen sich bis weit in die Frühgeschichte der Menschheit zurückverfolgen. Was wir heute in den deutschsprachigen Ländern unter Hypnotherapie verstehen, hat Mitte der 1970er-Jahre wieder neu begonnen: Damals wurde die *Psychotherapie Milton H. Ericksons*[2] bekannt und führte über die Aktivitäten neu gegründeter Fachgesellschaften in Deutschland, in der Schweiz und in Österreich[3] zu einer nachhaltigen Renaissance der Hypnose, zunächst hauptsächlich in der Psychotherapie, später dann auch in der Zahnmedizin[4].

Zuvor, in den ersten zwei Dritteln des 20. Jahrhunderts, spielte Hypnose in der Psychotherapie kaum noch eine Rolle. Manche Ärzte bezeichneten das von ihnen durchgeführte autogene Training als ärztliche Hypnose[5], und manche Heilprakti-

---

1: Zur Definition von Hypnose

Der Begriff „Hypnose" wird für unterschiedliche Bereiche angewandt.

Bei der *experimentellen Hypnose* geht es um die Anwendung im Forschungsbereich, bei *klinischer Hypnose* um die Anwendung auf den verschiedenen therapeutischen Gebieten – man spricht dann von Hypnosetherapie oder *Hypnotherapie*, manchmal auch von Therapie in Trance. Der Begriff klinische Hypnose steht aber auch für die Anwendung von Hypnose in medizinischem und zahnmedizinischem Bereich.

Der Begriff Hypnose wird weiterhin sowohl für die hypnotischen Techniken („Ich wende Hypnose an") als auch für den hypnotischen Zustand („Ich bin in Hypnose") und die hypnotischen Phänomene („Diese Armlevitation ist ein Zeichen für Hypnose") benutzt.

1. Zur Geschichte

ker boten positives Denken[6] als Hypnose an. Beides geht auf die Suggestionstheorie der Schule von Nancy[7] zurück, kurz vor und nach der Wende vom 19. zum 20. Jahrhundert.

Die Suggestivhypnose (siehe Kasten 2) war bis in die erste Hälfte des 20. Jahrhunderts durchaus noch von Bedeutung neben der gerade aufkommenden Psychoanalyse und wurde (auch von Psychoanalytikern) gerade während des Ersten Welt-

---

2: Suggestionshypnose

Die Suggestionstheorie der so genannten ersten Schule von Nancy[10] prägt manchmal auch heute noch das laienhafte Bild von Hypnose: Durch spezielle Suggestionen („Du gehst tiefer und tiefer in Trance") versetzt man jemanden in einen hypnotischen Schlaf bzw. hypnotischen Trancezustand. Hier ist die Suggestibilität erhöht, d. h. die Aufmerksamkeit ist fokussiert, die Vorstellungskraft verstärkt und die „Abwehr" des kritischen Verstandes (innere Einwände wie „Das geht doch nicht!") reduziert, so dass man dann mit den eigentlichen therapeutischen Suggestionen Einfluss nehmen kann auf die Gedanken, das Erleben und Verhalten der jeweiligen Patienten. In manchen Büchern[11] wurden deshalb unzählige Suggestionstexte für alle möglichen Symptome vorgeschlagen; sie sollten dem Patienten in Trance vorgelesen werden, in der Hoffnung, dieser würde sie ohne „Widerstand" aufnehmen und autohypnotisch umsetzen, d. h. entsprechend darauf reagieren.

Der Gedanke, dass Hetero- bzw. Fremdsuggestionen, also durch eine andere Person direkt angebotene Suggestionen, nur dann wirksam werden, wenn sie zu Autosuggestionen werden, d. h. durch den jeweiligen Patienten in eigene Worte, Gedanken und Gefühle umgewandelt werden, wurde in der so genannten zweiten *Schule von Nancy*[12] hervorgehoben. Dieser Gedanke der autohypnotischen Weiterverarbeitung ist durchaus plausibel und findet sich beispielsweise im autogenen Training wieder. Er wurde in der Spielart des positiven Denkens allerdings stark profanisiert, indem etwa suggeriert wurde, man könne einfach durch formelhafte Selbstsuggestionen Millionär werden.

kriegs und danach zur Behandlung von traumatisierten Kriegsopfern angewandt.[8] In der NS-Zeit zwischen 1933 und 1945 verlor Hypnose mehr und mehr an Bedeutung, wurde immer weniger praktiziert (allerdings auch die Psychoanalyse, nicht zuletzt, weil viele jüdische Psychoanalytiker auswanderten oder ermordet wurden). Und nach 1945 hatte es den Anschein, als würden die wenigen Ärzte – Psychologen gab es damals nur in der Funktion als Testpsychologen, kaum als Psychotherapeuten[9] –, die sich ihrer noch erinnerten, alles äußerst vorsichtig, wenn überhaupt, anfassen, was mit Suggestion, Hypnose oder Manipulation in irgendeinen Zusammenhang gebracht werden konnte; das autogene Training dagegen bot einen unverdächtigen Ersatz.

Überspitzt formuliert, glaubte man damals, dass ein speziell ausgebildeter Arzt die Kompetenz und Autorität besitze, dem unwissenden und unmündigen Patienten genau sagen zu können, was und wie er zu denken, zu fühlen und sich zu verhalten habe. Damit ihm diese heilsamen Ideen leichter eingeflößt bzw. „untergeschoben" („suggeriert") werden konnten, versetzte man ihn zuvor in den schlafähnlichen Zustand der Hypnose. Mit anderen Worten: Man glaubte, jemandem im Zustand der hypnotischen Trance heilsame Gedanken leichter ein- oder schädliche Ideen effektiver ausreden zu können. Damit die Effekte nicht nur auf die jeweilige Therapiestunde beschränkt blieben, sondern auch auf den Alltag übertragen würden, meinte man posthypnotische Suggestionen und Amnesie verwenden zu können (z. B.: „Immer wenn du Alkohol riechst oder schmeckst, wird dir so übel, dass du dich übergeben musst [und du vergisst, dass ich, der Hypnotiseur, dir das gesagt habe]!").

Ende des 19. Jahrhunderts, als es die heutigen Psychotherapieformen noch nicht gab, war man von dieser Art psychotherapeutischer Einflussnahme begeistert, bis man merkte, dass mithilfe von Hypnose und Suggestion allein Patienten doch nicht so leicht zu heilen sind, wie man gehofft hatte. Die Psychoanalyse resultiert aus dieser Enttäuschung, welche ihr Be-

1. Zur Geschichte

gründer, Sigmund Freud, mit der Hypnose erlebte. Er war zwar nicht der Erste und Einzige, wohl aber derjenige, der sich am radikalsten von der Idee distanzierte, man könne mit einfachen, direkt *gegen* die Symptome gerichteten Suggestionen diese zum Verschwinden bringen. Stattdessen verfiel er ins entgegengesetzte Extrem, ausschließlich in der frühen Kindheit nach Gründen und Entstehungsbedingungen der Symptome zu suchen. Für deren Analyse, speziell beim hier nötigen Prozess der Übertragung, erschien ihm die Hypnose hinderlich, weshalb er ihre Anwendung verwarf[13]. Aus der rein symptomorientierten Anwendung der Hypnose wurde die rein konfliktzentrierte Psychoanalyse. Dass man auch Hypnose nicht allein symptom-, sondern durchaus auch konflikt- und problemorientiert anwenden kann, hatte damals schon Freuds Zeitgenosse Pierre Janet gezeigt[14]. Janet wurde allerdings erst viel später wieder entdeckt, zunächst von dem amerikanischen Psychologieprofessor an der Stanford-Universität, Ernest R. Hilgard (vgl. 1989), als dieser sich ab den 1960er-Jahren dem Studium der Hypnose zuwandte, v. a. aber in den 1980er-Jahren von den Traumatherapeuten[15].

Anscheinend hatte man damals vergessen oder nicht mehr zur Kenntnis nehmen wollen, dass es vor dieser Suggestionstheorie Anfang des 19. Jahrhunderts schon eine andere Theorie und Anwendung für Hypnose gegeben hatte, die des romantischen Somnambulismus. Diese besagt, dass man – meist mithilfe „mesmerischer" Techniken – manche kranke Personen in den Zustand des magnetischen Somnambulismus, eines künstlichen Schlafwachens, versetzen kann. In diesem besonderen, hellsichtigen Zustand würden die Kranken dann Kontakt zu einer umfassenderen Wirklichkeit aufnehmen können, die ihnen im normalen Bewusstsein verborgen ist; sie hätten dann eine viel tiefer gehende und präzisere Wahrnehmung für sich selbst und die Beziehung zu ihrer Umwelt und könnten so ihre Krankheit diagnostizieren und sich selbst die notwendigen Medikamente verschreiben. Der jeweils behandelnde Arzt hatte bei solchen somnambulen Kranken nur mehr die Aufgabe der dienenden Begleitung – im Gegensatz zum Einsatz der späteren Suggestionsärzte, welche Ende des 19. Jahrhunderts mithilfe der Suggestionshypnose zu heilen vermeinten.

Die bereits psychologisch geprägten Vorstellungen dieses romantischen Somnambulismus unterschieden sich wiederum völlig von denen des zuvor bekannt gewordenen animalischen Magnetismus des Wiener Arztes Franz Anton Mesmer. Dieser nahm Ende des 18. Jahrhunderts an, dass alle Krankheiten, körperliche wie seelische, darauf zurückzuführen seien, dass die harmonische Verteilung und der freie Fluss eines postulierten physikalischen Fluidums, animalischer Magnetismus genannt, im Körper der Kranken gestört sei. Bestimmte Menschen wie z. B. er selbst oder auch der Exorzist Pater Johann Joseph Gaßner seien in der Lage, ähnlich einem Akkumulator in ihrem Körper den animalischen Magnetismus zu speichern, durch bestimmte Techniken an andere abzugeben und damit deren Energieverteilung zu harmonisieren. Diese „mesmerischen" Techniken waren u. a. die so genannten *passes* (französisch), berührungslose Bestreichungen, die der Magnetiseur am Körper der Kranken von oben nach unten vornahm[16].

Pater Johann Joseph Gaßner, der vergessene Vorläufer von Franz Anton Mesmer, verdient hier besondere Erwähnung, weil üblicherweise der Beginn der modernen Psychotherapie auf 1775 datiert wird, als nämlich Mesmer vor der Münchener *Akademie der Wissenschaften* in einem Auftragsgutachten bestätigte, dass Pater Gaßner den Teufel nicht wirklich austreibe, sondern sich – unwissentlich – „seines" animalischen Magnetismus bediene und dadurch heile.

1775 gab es ganz unterschiedliche Geistesströmungen: Kulturgeschichtlich befinden wir uns in der Zeit des „Sturm und Drangs" (Goethe hatte 1774 gerade seine *Leiden des jungen Werthers* veröffentlicht und hatte die Uraufführung des *Götz von Berlichingen* in Berlin erlebt); Pestalozzi und Herder begannen, sich um die Erziehung zu kümmern; geistesgeschichtlich ist das die Hoch-Zeit der Aufklärung (Kant war 1770 Professor in Königsberg geworden, Voltaire schrieb 1775 seine

1. Zur Geschichte

Lobrede auf die Vernunft). Der Exorzismus, mit dem Pater Gaßner Furore machte – zunächst in Mesmers Heimat am Bodensee und danach in Ellwangen im Allgäu –, wurde hingegen als purer mittelalterlicher Aberglaube angesehen und passte nicht mehr in diese „moderne" Zeit. Und in der Tat wurde Pater Gaßner schließlich das Exorzieren verboten, und seine Schriften kamen auf den Index[17].

Exorzismus war ideologisch eng verknüpft mit den Hexenverbrennungen – 1775 fand in Kempten der letzte „deutsche" Hexenprozess statt (in der Schweiz wurde noch 1782 die letzte „Hexe" hingerichtet) –, und so ist es sehr verständlich, dass die „Aufklärer" höchst alarmiert waren, als sie das enorme Echo bemerkten, das Pater Gaßner in der einfachen Bevölkerung auslöste – zwischen Herbst 1774 und Frühsommer 1775 sollen 20 000 Personen, Patienten wie Schaulustige, nach Ellwangen gepilgert sein. So unternahmen sie alles in ihrer Macht Stehende, diesem abergläubischen, in ihren Augen gefährlichen Treiben ein Ende zu bereiten; und hierzu bedienten sie sich auch des gerade wegen seiner neuen Behandlungsmethode in Wien berühmt gewordenen Franz Anton Mesmer[18].

Pater Gaßner hatte sich aber nicht nur den Unmut der weltlichen, sondern auch den der kirchlichen Obrigkeit zugezogen, da er sich nicht strikt an den vorgeschriebenen Ritus romanum hielt – und das ist der eigentliche Grund, der ihn für uns noch heute interessant macht, denn seine Form des Exorzismus ist moderner Hypnotherapie viel ähnlicher als die physikalischen Anwendungen von Mesmer, zumindest was den Aspekt der Selbstkontrolle in der Hypnotherapie betrifft (siehe Kasten 3).

Ein wesentliches Kriterium neurotischer und psychosomatischer (oder auch psychotischer) Symptome ist ihre Unwillkürlichkeit und Nichtkontrollierbarkeit. Sobald Symptome von Patienten selbst kontrolliert werden können, verlieren sie ihren Symptomcharakter oder verschwinden ganz. Es ist offensichtlich, dass Pater Gaßner seinen Kranken zu einer effektiven Form von Kontrolle über ihre Symptome verholfen hat. Das ließ sich damals theoretisch noch nicht so formulieren wie heute, und so

3: Pater Gaßners Exorzismus als Vorläuferform hypnotischer Selbstkontrolle

Es galt zunächst, den Regeln des Exorzismus entsprechend, zu unterscheiden zwischen natürlicher, d. h. körperlicher Krankheit, für die Ärzte zuständig waren, und übernatürlicher, d. h. seelischer Krankheit. Denn Pater Gaßner konnte, wie andere Exorzisten auch, nur Besessenheitszustände heilen, nicht natürliche Krankheiten. In einem Probeexorzismus befahl er deshalb den Teufeln, falls solche anwesend waren, sich zu zeigen. Mit anderen Worten, er provozierte Symptome in der Annahme, dass das nicht möglich wäre, wenn es sich um eine körperliche Krankheit handelte. Zeigten sich nun die Teufel respektive Symptome, so handelte es sich um eine „übernatürliche" (seelische) Krankheit, und es fand folgendes Ritual statt, das ich aus dem *Archiv für den Thierischen Magnetismus*, Band 8, Heft 1 von 1820 (S. 86 ff.) wörtlich zitieren möchte:

> „Wenn der Priester durch den Exorcismum probativum das Uebel zum erstenmal kommen läßt, so läßt er gewöhnlich die Zufälle [Symptome] etliche Minuten fortdauern; dann läßt er sie wieder verschwinden und wiederkommen immer unter den gleichen Befehlen. Ist der Kranke von der Ursache des Uebels und der Kraft des Mittels dadurch überzeugt, so lehrt er ihn, sich künftighin selbst zu helfen, und läßt ihn in seiner Gegenwart die Probe machen. Zu diesem Zweck befihlt er der Krankheit wiederzukommen, und nun muß der Kranke durch einen entgegengesetzten Befehl, den er innerlich im Namen Jesus, giebt, den Ausbruch verhindern, oder, wenn der Anfall schon da ist, ihn vertreiben."

Tatsächlich ist es im Ritus romanum nicht vorgesehen, dass die Kranken „künftighin sich selbst helfen". Es handelte sich hierbei also um etwas anderes als bloßen Exorzismus, nämlich um Einübung von Selbstkontrolle, die in drei Schritten stattfand:

1. Zunächst war es Pater Gaßner allein, der die Symptome absichtlich und willkürlich sowohl provozierte als dann auch „durch einen entgegengesetzten Befehl" wieder zum Verschwinden brachte. Dieses Provozieren und darauf folgende „Austreiben" der Symptome geschah ein paar Mal nacheinander.

1. Zur Geschichte

> 2. Dann leitete er die Kranken an, ihre Symptome auf die gleiche Weise wie er, also auch mit den heilsamen Formeln, selbst zum Verschwinden zu bringen, nachdem er, Pater Gaßner, sie provoziert hatte. Auch dies geschah wiederholt.
> 3. Zur Übertragung auf den Alltag, für den Fall, dass Symptome unprovoziert auftauchen sollten, lehrte er die Kranken, das gleiche Verfahren anzuwenden, um die Symptome wieder zum Verschwinden zu bringen.

bediente man sich dessen, was seinerzeit zur Verfügung stand, die Theorie der Besessenheit und das Procedere des Exorzismus.

In der Textstelle, aus der im Kasten 3 auszugsweise zitiert wurde, scheinen noch weitere therapeutische Prinzipien theoretischer und praktischer Art auf, wie z. B. die therapeutische Beziehung, Überzeugung, fremd- und autosuggestive Befehle, die hier aber nicht weiter behandelt werden sollen. Nur auf eines dieser therapeutischen Prinzipien soll im Folgenden noch näher eingegangen werden, und es soll seine Entwicklung über die Jahrhunderte hinweg bis hin zur modernen Hypnose ericksonscher Prägung verfolgt werden. Es ist dies das therapeutische Tertium, das „therapeutische Dritte". Zur Konstruktion dieses therapeutischen Tertiums sind hypnotische Rituale essenziell.

2. Das therapeutische Tertium

Menschen haben von jeher geglaubt, sie hätten keine Kontrolle über ihre psychischen oder psychosomatischen Symptome. Das hat damit zu tun, dass sie diese als autonom, unwillkürlich, unbeeinflussbar, manchmal wie von außen kommend erleben. Es ist daher nicht ungewöhnlich, dass sie auch die Heilung bzw. das heilende Prinzip nicht bei sich selbst, sondern außerhalb von sich suchten. Sie wandten sich an einen Arzt, Therapeuten oder Heiler, von dem sie annahmen, dass er die besondere Fähigkeit oder entsprechende Fertigkeiten besitze, mit diesem heilenden Prinzip – dem therapeutischen *Tertium* (lateinisch: „der/das Dritte", neben Patient und Arzt) – in Verbindung zu treten und es für sie nutzbar zu machen.

Dieser uralte magische Gedanke des Heilens findet sich auch in der Exorzismustheorie des Paters Gaßner. Es ist nicht er, Gaßner selbst, der die Heilung der Kranken bewirkt, sondern er nimmt Kontakt auf zu einer *transpersonalen* Kraft – den himmlischen Mächten – und bittet diese mittels eines passenden Rituals um Hilfe. Dann lehrt er die Patienten, das Gleiche zu tun und sich dadurch selbst vom Bösen zu befreien.

Auch Mesmer versteht sich nur als Vermittler einer *transpersonalen* Macht, der des animalischen Magnetismus. Auch hier ist es also nicht Mesmer selbst, der heilt, sondern die Kraft des animalischen Magnetismus, die durch ihn im magnetischen Rapport übertragen wird.

Im Unterschied zu Gaßner jedoch, der seine Patienten Selbstkontrolle lehrt und sie damit in den Stand setzt, sich selbst zu helfen, ist beim Mesmerisieren der magnetisierende Arzt unerlässlich, denn nur er vermag die Kraft des animalischen Magnetismus in sich zu bündeln und direkt – oder indirekt über verschiedene Apparate – an den Patienten weiterzugeben. Dennoch, die Idee des Tertium bleibt bestehen.

2. Das therapeutische Tertium

Um die Wende vom 18. zum 19. Jahrhundert verändert sich dieses therapeutische Tertium im Wesentlichen nicht, wohl aber die Vorstellung davon, wer für die Kontaktaufnahme verantwortlich ist. Waren es vorher eindeutig die Priester bzw. besondere „magnetische" Ärzte, die diesen Kontakt zustande brachten, so sind es nun die Kranken selbst. In einem besonderen Zustand, dem des Somnambulismus, treten sie in Kontakt mit *transpersonalen* Kräften, die nun allerdings nicht mehr religiös, sondern, dem romantischen Zeitgeist entsprechend, naturphilosophisch empfunden werden. Der Therapeut bzw. „psychische Arzt" ist in diesem System nur mehr Diener, der hilft, in den Heil bringenden Zustand des magnetischen Somnambulismus zu gelangen. Mitunter taucht Anfang des 19. Jahrhunderts auch der Besessenheitsgedanke wieder auf, wie beispielsweise bei manchen Fällen des schwäbischen Dichterarztes Justinus Kerner. Aber das waren nicht mehr Teufel oder Dämonen, sondern unerlöste Seelen, die in manchen Menschen eine Bleibe suchten und dort eine Zeit lang ihr Unwesen trieben[19].

Die Rolle des Psychotherapeuten ist in der Romantik also ganz entscheidend relativiert, während die der Kranken hervorgehoben ist. Um mit den *transpersonalen* Kräften Kontakt aufnehmen zu können, müssen sie zunächst ihren eigenen (Bewusstseins-)Zustand verändern, ihre geistig-seelische Aktivität von ihrem zentralen Nervensystem (Gehirn) zum „Gangliensystem" (Vegetativum, autonomes Nervensystem) verlagern und lernen, mit dessen „Organen" anders wahrzunehmen, umfassender zu denken und genauer zu fühlen. In unserer heutigen Sprache bedeutet das nichts anderes, als dass Patienten lernen müssen, mit ihren autonomen, unwillkürlichen oder unbewussten Seiten in Kontakt zu kommen, diese sogar als Ressourcen zu benutzen. Das geht nicht im normalen, sondern nur in einem besonderen Bewusstseinszustand, dem der Trance, der durch eine besondere ritualisierte Interaktion mit dem Therapeuten hergestellt wird.

Kurz vor der Wende vom 19. zum 20. Jahrhundert, als Hypnose in Form der Suggestionstheorie der ersten *Schule von*

Nancy ihre therapeutischen Triumphe feierte, war dieses therapeutische Tertium jedoch verschwunden. Die Suggestionstheorie besagt ja, dass der Arzt durch seine therapeutischen Suggestionen heilt, direkt und unmittelbar, nicht mehr über den Umweg eines wie auch immer gedachten Tertiums. Dieser explizite Verzicht auf ein metaphysisches Tertium ist natürlich ein Tribut an den seit Mitte des 18. Jahrhunderts gerade in der Psychiatrie herrschenden wissenschaftlichen Rationalismus.

Dieses fehlende therapeutische Tertium – oder die Meinung, dass man seelische Krankheiten über die Autorität des Arztes direkt heilen könne – bekam der Hypnose offenbar schlecht. In der Folgezeit, zwischen 1900 und 1975, war sie buchstäblich von der therapeutischen Bühne verschwunden, abgesehen von den oben genannten Randerscheinungen des autogenen Trainings und positiven Denkens. In der Psychoanalyse und Tiefenpsychologie, die die beiden ersten Drittel des 20. Jahrhunderts dominierten, wurde Hypnose gar als „zudeckendes" oder „übendes Verfahren" angesehen – für die traditionelle Suggestivhypnose und das positive Denken eine durchaus nachvollziehbare Einschätzung.

Interessanterweise entdeckte gerade in jener Zeit, als er die Hypnose aufgegeben hatte, der Wiener Arzt Sigmund Freud das Tertium wieder, allerdings nun in Form einer *interpersonalen* Gestalt. Diese Entdeckung stand im Zusammenhang eines Ereignisses, das Freud bewogen hatte, die Hypnose aufzugeben: Freud war von einer seiner Patientinnen nach ihrem Aufwachen aus der Trance umarmt worden und „war nüchtern genug, diesen Zufall nicht auf die Rechnung [seiner] persönlichen Unwiderstehlichkeit zu setzen"[20]. Freud hatte begriffen, dass nicht er persönlich gemeint war, sondern dass seine Patientin affektive Anteile auf ihn übertrug, die nicht ihm, Freud, sondern einer anderen, dritten Person galten. Das war die Geburtsstunde des Gedankens der Übertragung – eines ganz wesentlichen Konzeptes der Psychoanalyse. Dieser Gedanke soll hier aber nicht weiter vertieft werden.

2. Das therapeutische Tertium

Die Idee der Übertragung ist in unserem Zusammenhang nur deshalb wichtig, weil wir in ihr jenes Tertium wieder finden, das wir oben als *transpersonales* kennen gelernt haben, nun aber in der Form einer imaginären *interpersonalen* Gestalt, an der die therapeutische Arbeit vorgenommen wird. Der psychoanalytischen Neurosentheorie zufolge bemüht sich der Psychoanalytiker bekanntlich ja darum, die Gefühle, Gedanken und Verhaltensmuster des Patienten diesen imaginären Übertragungsfiguren gegenüber zu ändern.

Das therapeutische Tertium ist in unserem Zusammenhang vor allem deshalb so interessant, als seine jüngste Wiedereinführung in die Hypnose zeitlich genau mit der Renaissance der Hypnose in ihrer modernen Form ca. 1975 zusammenfällt: Der amerikanische Vater der heutigen Hypnotherapie, Milton H. Erickson, führte als zeitgemäße *intrapersonale* Form dieses Tertium das *Unbewusste* ein, verstanden als weise, kluge, wissende und wohlwollende Instanz innerhalb der Person, die zuweilen auch deren vermeintliche Fähigkeiten und Möglichkeiten überschreitet und so Ähnlichkeit mit dem *transpersonalen* Tertium der Romantik erlangt[21].

Früher tauchte manchmal die Frage auf, ob es denn dieses Unbewusste wirklich gebe[22]. Es sollte klar geworden sein, dass es sich in dieser Konzeption um eine gedachte Figur handelt, um ein Konstrukt also, das man in der therapeutischen Situation kreiert, um mit dem misslichen Umstand fertig zu werden, dass man über unwillkürliche neurotische oder psychosomatische Symptome nun einmal keine direkte, willkürliche Kontrolle ausüben kann, es mithilfe der Psychotherapie dann aber doch immer wieder schafft. Alle menschlichen Konstrukte – gedankliche Hilfsfiguren also – haben die Eigenschaft, dass sie für alle Beteiligten dann wirklich und lebendig werden, wenn man sie benutzt und damit umgeht. In der Therapie hat es deshalb durchaus den Anschein, als ob Therapeut und Patient vom Unbewussten als von etwas Wirklichem, Lebendigem sprechen, wie von einer Person oder einer Instanz – für Gaßner und seine gläubigen Kranken waren die Teufel schließlich auch wirklich wie für Mesmer die fluidale Kraft des animalischen Magnetismus. Und wenn man in der modernen Hypnotherapie sensu Erickson vom Unbewussten als dem Hüter oder der Hüterin der Ressourcen eines Menschen spricht, so ist damit tatsächlich manchmal auch etwas durchaus Faktisches gemeint, nämlich die in Form von neuronalen Erinnerungsspuren niedergelegten psychischen und physischen Fähigkeiten eines Menschen, die es zur aktuellen Problembewältigung zu reaktivieren gilt.

Um das Unbewusste – sei es nun eine soziale Konstruktion oder etwas ontologisch Reales – Wirklichkeit werden zu lassen, führt man in der Regel spezielle Rituale durch. Rituale sind traditionell vorgegebene Handlungssequenzen, die in komplexen, uneindeutigen oder mehrdeutigen sozialen Situationen eine handlungsleitende und -stabilisierende Funktion haben. Die passenden Rituale zur Konstruktion des therapeutischen Tertiums sind traditionellerweise die klassischen hypnotischen Techniken und die sich hieraus entwickelnden hypnotischen Phänomene.

Nun ist es nicht allein der Aufbau – die Konstruktion – eines therapeutisch hilfreichen Tertiums, welches die Anwendung von hypnotischen Ritualen, hypnotischer Trance und hypnotischen Phänomenen in der Therapie erstrebenswert erscheinen lässt. Es gibt noch eine Reihe anderer Kriterien, welche dies nahe legen. Eines davon ist die Isomorphie, d. h. die phänomenologische Ähnlichkeit zwischen neurotischen bzw. psychosomatischen Symptomen und hypnotischen Phänomenen.

3. Psychopathologische Symptome und hypnotische Phänomene: Ähnlichkeiten und Unterschiede

Kennzeichnend für Hypnose sind typische Veränderungen in normalen Alltagserfahrungen, im Alltagsverhalten und in der Wirklichkeitswahrnehmung. Diese Veränderungen nennt man hypnotische Phänomene. Man kann sie der Phänomenologie nach grob in drei Klassen einteilen:

1. Die *motorischen Phänomene* beziehen sich auf Veränderungen der Willkürmotorik und beinhalten z. B. Katalepsien (Muskelsteifheit von Teilen oder des ganzen Körpers, beispielsweise bei der kataleptischen Brücke, wenn der Hypnotisierte, nur mit Schultern und Fersen aufgestützt, steif wie ein Brett zwischen zwei Stühlen liegt), Flexibilitas cerea („wächserne Biegsamkeit" der Glieder – erweckt den Eindruck einer Marionette), Levitation (unwillkürliches Heben der Hand oder des Armes), Parese (Lähmung, erlebte Unfähigkeit der Innervation von Muskeln). Diese motorischen Phänomene können bei etwa 60 % bis 90 % einer normalen Population festgestellt werden.

2. Die *sensorischen und affektiven Phänomene* betreffen Veränderungen in Wahrnehmung und Emotion; es handelt sich um positive und negative Halluzinationen oder Illusionen, bezogen auf alle Sinnesorgane. Eine hypnotisch erzeugte Schmerzunempfindlichkeit stellt beispielsweise eine negative kinästhetische Halluzination dar; beim „Sehen, Hören, Schmecken oder Fühlen" bestimmter Szenen aus der Kindheit in einer so genannten Altersregression oder in der Übernahme einer anderen Rolle handelt es sich um vielfältige positive und negative Halluzinationen, bezogen auf die angesprochenen Sinnesmodalitäten und die relevanten Affekte. Diese sensorischen Phänomene können weniger Menschen, etwa 30 % bis 60 %, realisieren.

3. Die *kognitiven Phänomene* sind Amnesie („Vergessen", besser Hemmung der Erinnerung) und posthypnotische Suggestionen mit Quellenamnesie (jemand erfüllt zwanghaft einen Auftrag, der ihm während der Hypnose gegeben wurde, ohne sich an die Auftragserteilung zu erinnern). Diese kognitiven Phänomene können bei weniger als 30 % einer normalen Population festgestellt werden[23].

Man braucht sich nicht erst an die Psychopathologievorlesung während des Studiums zu erinnern, um zu erkennen, dass die gleichen Phänomene auch als klinische Symptome vorkommen, diesen zumindest ähnlich sind. Für die motorische Paralyse konnte dies inzwischen schon gut mit bildgebenden Verfahren nachgewiesen werden: Sowohl bei der hypnotischen als auch bei der Konversionshysterie konnte (für eine linksseitige Lähmung) eine verminderte Aktivierung des rechten primären motorischen Kortex bei gleichzeitiger Hyperaktivierung des rechten anteriorcingulären und des orbitofrontalen Kortex nachgewiesen werden[24].

Neurotische und psychosomatische Symptome unterscheiden sich also *nicht* von hypnotischen Phänomenen hinsichtlich der beiden Kriterien Unwillkürlichkeit und Evidenz, sie unterscheiden sich aber ganz wesentlich bezüglich des Kriteriums *Kontakt* und *Kommunikation*.

Wie schon mehrfach angeführt, ist *Unwillkürlichkeit* ein wesentliches Kennzeichen aller psychopathologischen Symptome; sie kommen, bleiben, werden intensiver oder gehen auch wieder, ohne dass wir darauf willkürlichen Einfluss nehmen können. *Unwillkürlichkeit* ist indessen auch ein Kennzeichen hypnotischer Phänomene. Eine Armlevitation beispielsweise wird nur dann als hypnotisch angesehen, wenn der Arm sich wirklich wie von selbst, also unwillkürlich hebt, ohne dass ich willkürlich etwas dazu tue; u. U. hebt er sich sogar auch dann, wenn ich versuche, willkürlich etwas dagegen zu tun.

Das Kriterium der *Evidenz* besagt, dass das jeweilige Phänomen als wirklich erlebt wird: Der Arm hebt sich tatsächlich, ich stelle es mir nicht nur vor oder bilde es mir ein. Und ähnlich ist es auch bei neurotischen Symptomen, beispielsweise bei einer Phobie oder bei psychosomatischen Symptomen wie Schmerzen, welche ebenfalls nicht eingebildet, sondern ganz offensichtliche, evidente Wirklichkeit sind. (Über die besonderen hirnphysiologischen Veränderungen bei der Erfahrung von Unwillkürlichkeit [Verlust der „Autorschaft"] und Evidenz [Wirklichkeitserlebnis von Illusionen] berichten mehrere Artikel in Halsband [2004], insbesondere der Beitrag von Spiegel u. Kosslyn.)

Ein wesentlicher Unterschied bezieht sich zunächst auf den zeitlichen Aspekt: Zum Leidwesen aller Beteiligten verflüchtigen sich hypnotische Phänomene meist recht schnell und müssen meist durch regelmäßige Selbsthypnose immer wieder in ihrer Wirkung erneuert und verstärkt werden[25], psychopathologische Symptome hingegen dauern an, sind häufig bereits über Jahre chronifiziert, wenn Patienten sich endlich in Therapie begeben.

Dieses äußere Kriterium der Zeit lässt sich inhaltlich füllen durch die Begriffe *Kontakt* bzw. *Kommunikation*. Symptome sind unkommunikabel, sie sind gewissermaßen aus dem uns zugänglichen, gemeinsamen Raum der Kommunikation herausgefallen und verhalten sich wie fremde Wesen, zu denen wir keinen Kontakt aufnehmen können, deren Sprache – so sie denn überhaupt eine haben – wir nicht verstehen; kein Wunder, dass psychisch kranke Menschen früher auf die Idee kamen, fremde Wesen – Dämonen oder Diaboli – säßen in ihnen und trieben ein böses Spiel mit ihnen.

Symptome verlieren diesen Sonderstatus der Nichtkommunikabilität sofort, wenn es im Verlauf einer Therapie gelungen ist, mit ihnen in Kontakt zu kommen, zu kommunizieren und dadurch ihre Botschaft zu verstehen, sich eventuell sogar mit ihnen zu „verständigen" oder gar zu „verbünden". Dann sind das keine Symptome mehr, sondern schlimmstenfalls noch Zeichen unseres Körpers oder unserer Seele, die wir verstehen und ernst nehmen sollen und die uns helfen können.[26]

Das Kunststück, mit den Symptomen seiner Patienten Kontakt aufzunehmen und mit ihnen zu kommunizieren, ist – aus heutiger Sicht – Pater Gaßner ganz vorzüglich gelungen: Er gab ihnen eine Gestalt, er konstruierte eine Symptomfigur, er erfand eine Persona, die Diaboli und Dämonen, die in der damaligen Zeit sozial vermittelbar und v. a. kommunikabel waren, denen man schlussendlich befehlen konnte, sich davonzumachen und den Patienten in Ruhe zu lassen. Um den Patienten von der Kommunikabilität seiner Symptome zu überzeugen, hieß er die Symptomdämonen mehrmals kommen und gehen, manchmal über Stunden und Tage hinweg, und unterwies den Patienten schließlich darin, sie mit den Worten der Exorzismusformel selbst zu vertreiben. So holte er die Dämonen aus dem Bereich der Symptome und verwandelte sie in (hypnotische) Phänomene. Beide sind zwar unwillkürlich; die Ersteren, die Symptome, sind aber nicht kontaktfähig und kommunikabel, die Letzteren hingegen, die hypnotischen Phänomene, sind es wohl.

Das Besondere an hypnotischen Phänomenen ist nämlich die Tatsache, dass sie zwar unwillkürlich sind, dass man aber trotzdem mit ihnen „kommunizieren" kann, dass man sie mit Worten oder auch nur Gedanken beeinflussen kann. Um beim Beispiel der Armlevitation zu bleiben: Der Arm hebt sich so lange unwillkürlich, bis ihm durch den Therapeuten oder durch den Patienten „gesagt" wird, dass er stehen bleiben oder wieder nach unten gehen soll, oder, wenn er als so genanntes ideomotorisches Zeichen des „Unbewussten" benutzt wird, wenn und solange das etwas mitzuteilen hat.

Das Kriterium des Kontaktes und der Kommunikation ist sogar ein ganz wesentliches Kriterium, denn aus einem hypnotischen Phänomen wird im Handumdrehen ein psychopathologisches Symptom, wenn es kommunikativ nicht mehr beeinflusst werden kann.

Stellen Sie sich vor, Sie sitzen bei einem Hypnotiseur, der Ihnen eine Armlevitation suggeriert hat, und dann kommen die gegenteiligen Suggestionen, dass der Arm nun wieder nach un-

3. Psychopathologische Symptome und hypnotische Phänomene

ten gehen soll (weil Sie aus der Trance zurückkommen sollen, weil z. B. die Stunde zu Ende ist), aber nichts geschieht, der Arm bleibt steif in der Luft stehen und reagiert weder auf die immer drängender werdenden Suggestionen des Hypnotiseurs noch auf Ihre eigenen Anstrengungen: Weil Sie den Arm nicht willkürlich erhoben haben, sondern er unwillkürlich von alleine hochgegangen ist, wissen Sie nicht mehr, wie Sie die Muskeln innervieren sollen. Dann handelt es sich nicht mehr um das hypnotische Phänomen der Armlevitation, sondern um das profunde psychopathologische Phänomen der Katalepsie. Jetzt liegt ein Notfall vor, und Sie können nur hoffen, dass Ihr Hypnotiseur kompetent genug ist, mit solchen und ähnlichen Notfällen umzugehen.

Das Problem ist nicht, dass so ein Notfall passieren kann – auch in professionellen Hypnotherapien geschieht dies manchmal, beispielsweise im Verlaufe einer Traumatherapie. Ein Problem entsteht erst dann, wenn aufgrund mangelnder Ausbildung und Erfahrung nicht kompetent damit umgegangen werden kann. Um es im Sinne von Gaßner auszudrücken: Die Teufel, die ich rief, muss ich auch wieder loswerden können (siehe auch Kasten 4).

Ein kleines Beispiel zur Verdeutlichung: Eine mir bereits bekannte Teilnehmerin eines meiner Seminare zur hypnotischen Schmerzkontrolle brachte eine Kollegin mit, die ich nicht kannte und die, was ich nicht wusste, noch keine Erfahrung mit hypnotischen Phänomenen

---

4: Gefahren der Bühnenhypnose

Bühnenhypnose ist dann gefährlich, wenn es zu „Unfällen" kommt, bei denen ein hypnotisches Phänomen in ein psychopathologisches Symptom umschlägt und der Bühnenhypnotiseur nicht die therapeutische Kompetenz besitzt, mit einem solchen Notfall umzugehen. Das israelische Hypnosegesetz wurde erlassen, nachdem es bei Bühnenhypnosen in Israel nach 1945 zu einer Reihe derartiger „Unfälle" gekommen war[27].

Teil 1: Rituale in der Hypnotherapie

hatte. Bei einer praktischen Übung der Teilnehmer bemerkte ich, dass sie mit einer profunden Armlevitation ruhig dasaß, dass ihre Kollegin, welche Ihre Übungspartnerin war, jedoch immer unruhiger wurde und mich schließlich bat zu kommen. Was war geschehen? Die Kollegin saß da, und ihre Armlevitation ließ sich nicht mehr rückgängig machen; sie meinte, sie wisse nicht mehr, wie sie in ihrem Kopf an jenen Schalter kommen könne, der den Arm nach unten bewegt, weder sie noch ihre Kollegin hätte Zugang zu ihrem Arm.

Nachdem sie mir erlaubt hatte, Kontakt zu ihr aufzunehmen, tat ich das, verbal und nonverbal, und führte ihren Arm langsam nach unten, während ich ihr suggerierte, das „Bewusstsein ihres Körpers" würde nun mehr und mehr wieder die Kontrolle übernehmen, sie müsse sich darum überhaupt nicht kümmern, sondern solle geduldig warten und ruhig zuschauen; das „Bewusstsein ihres Körpers" werde den Arm ganz nach unten führen, sobald ich ihn losgelassen hätte. Die letzten 10 cm senkte sich der Arm tatsächlich von alleine, und dann dauerte es noch eine Weile, bis sie der Aufforderung zur Zurücknahme nachkommen konnte, und auch dann brauchte es noch einige Zeit, bis alle Parästhesien aus dem Arm und der Hand verschwunden waren.

Erst später im Seminar erfuhr ich, dass diese Kollegin als Jugendliche sexuell missbraucht worden war. Sie hatte das zwar gut aufgearbeitet und war eine sehr kompetente Therapeutin gerade für Traumapatientinnen geworden. Das hypnotische Phänomen der Armlevitation habe sie aber spontan wieder in jene dissoziativen Zustände hineinversetzt, welche sie damals zum Schutz ihrer Seele entwickelt hatte.

Die explizite Anwendung hypnotischer Phänomene in der Psychotherapie findet – außer in der schon oben erwähnten Funktion, passende Rituale zur Konstruktion des psychotherapeutischen Tertium bereitzustellen – einen weiteren legitimen Anwendungsbereich, nämlich beim *Aufbau von Kontakt und Kommunikation* mit scheinbar unkommunikablen Phänomenen, und das heißt Erwerb von Kompetenz und Einübung von Kontrolle über unwillkürliche Symptome.

Auf der einfachsten Ebene bedeutet das Akzeptanz und Vertrautwerden mit Unwillkürlichkeit. Damit soll zunächst ver-

3. Psychopathologische Symptome und hypnotische Phänomene

hindert werden, dass Patienten versuchen, auf willkürliche Weise Einfluss auf unwillkürliche Prozesse zu nehmen. Das ist in den meisten Fällen nicht nur vergebliche Mühe, oft werden so erst mancherlei Probleme geschaffen.

> Tinnituspatienten beispielsweise versuchen krampfhaft, ihre störenden Ohrgeräusche *bewusst* zu ignorieren, sie probieren alle möglichen *willkürlichen* Ablenkungsmanöver wie ablenkende Beschäftigungen, das Vermeiden stiller Räume und Zeiten usw. aus. All das sind *willkürliche* Maßnahmen, die ihren Zweck völlig verfehlen, weil sie nach dem Prinzip funktionieren: Denk *nicht* an einen grünen Elefanten! – denn da muss ich mich erst einmal konzentrieren, woran ich auf keinen Fall denken darf, nämlich an ebenjenen grünen Elefanten, an den ich auf jeden Fall nicht denken will …

Mit der Einübung hypnotischer Phänomene werden Patienten also vertraut gemacht mit „Werkzeugen", die besser zur Kontrolle ihrer Symptome geeignet sind als die von ihnen zuvor benutzten willkürlichen.

Dann sollen die Patienten lernen, mit ihrem „Unbewussten" in Kontakt zu treten – mit dem therapeutischen Tertium, von dem oben die Rede war – und ihm die Kontrolle über die therapeutischen Veränderungen überlassen.

Im nächsten Schritt sollen die Patienten lernen zuzulassen, dass sie mithilfe ihres Unbewussten in Kontakt treten mit ihren Symptomen, um beispielsweise ihre Funktion zu erfahren und ihre Bedeutung zu verstehen, damit sie schließlich im Rahmen der Möglichkeiten des Gesamtsystems – unter Berücksichtigung systemischer und ökologischer Gesichtspunkte – eine gewünschte und gewollte, bedeutungsvolle und sinnreiche Kontrolle über unwillkürliche Phänomene bzw. Symptome erlernen können.

4. Hypnotische Rituale: Techniken und Phänomene

Sind hypnotische Rituale nötig?

Ich hoffe, ich konnte bislang aufzeigen, dass die Anwendung traditioneller hypnotischer Rituale gerade auch in der modernen Hypnotherapie nicht einfach nur ein skurriler aus der Geschichte überkommener Brauch ist, sondern sich auch theoretisch gut begründen lässt.

Dass Milton Erickson ausgiebigen Gebrauch von diesen klassischen Ritualen gemacht hat, wissen heute nur noch jene, die ihn direkt bei der Arbeit erlebt[28] oder alte Filmaufnahmen gesehen haben. Aus jüngeren Veröffentlichungen *über* seine Arbeit wird das leider nicht so deutlich, da diese sich hauptsächlich auf die innovativen kommunikativen (indirekte Suggestionen, hypnotische Sprachmuster, Utilisation, therapeutische Metaphern, Ressourcenorientierung etc.) und kaum auf die traditionellen Beiträge Ericksons beziehen[29]. Dabei hat Erickson fast alle seine expliziten Hypnosebehandlungen klassisch mit den motorisch-kinästhetischen Phänomenen wie Fixation, Katalepsie (Steifheit), Flexibilitas cerea („wächserne Biegsamkeit"), Levitation (autonome Bewegung), Parästhesien (Empfindungsveränderung wie Pelzigkeit, Prickeln, Taubheit) begonnen, auch noch in seinen letzten Jahren. Natürlich ist Erickson nicht für seine direkten, sondern für seine indirekten Techniken bekannt geworden; einen Versuch zur differenziellen Indikation direkter versus indirekte Induktionstechniken stelle ich in Kasten 5 vor. Wie leicht und flexibel er dabei zwischen direkten und indirekten Techniken wechselte, zeigt das Beispiel in Kasten 6.

4. Hypnotische Rituale: Techniken und Phänomene

5: Direkte versus indirekte Induktionstechniken

Klassische Induktionstechniken *instruieren den Patienten direkt*, bestimmte Dinge zu tun – anfangs durchaus noch willkürlich –, woraus sich psychophysiologische Veränderungen ergeben, die mithilfe weiterer Suggestionen zu Trancephänomenen werden können. Klassische Induktionstechniken sind gut geeignet, in relativ kurzer Zeit eine Trance zu induzieren.

Ein anschauliches Beispiel dafür ist der erste Teil der „Turboinduktion" der Hypnosezahnärzte: Der Patient wird gebeten, seinen dominanten Arm senkrecht nach oben zu strecken und die Hand fest zu einer Faust zu ballen. Diese willkürliche Muskelanspannung erzeugt in kürzester Zeit über Vasokonstriktion entsprechende Parästhesien wie Kühle, Prickeln, Pelzigkeit, die über verbale Rückmeldung verstärkt (*„Spüren Sie, wie Ihre Hand immer kühler wird, wie sich in ihr ein angenehmes Prickeln ausbreitet, das früher oder später in ein Gefühl von Pelzigkeit übergeht ..."*) und dann mithilfe zusätzlicher Suggestionen zu analgetischen Empfindungen ausgeformt werden können (*„... und die Pelzigkeit breitet sich mehr und mehr aus, zieht sich wie ein dicker Handschuh über die ganze Hand und den ganzen Unterarm ..."*). Erst danach folgen permissive, indirekte Suggestionen, die Aufforderung, es nun ganz dem „Unbewussten" zu überlassen, den Arm *„auf eine ganz eigene Art und Weise, völlig selbstständig und autonom nach unten gehen zu lassen, so langsam oder schnell, dass es genau dem richtigen Tempo der unbewussten Prozesse entspricht, die Pelzigkeit zu einer kompletten Gefühllosigkeit zu entwickeln ... bis er dann genau an der Wange, an jener Stelle des Ober-/Unterkiefers angekommen ist und dort so lange kleben bleibt, bis alle Empfindungen der Pelzigkeit und Gefühllosigkeit in die Wange/den Kiefer hinübergeflossen sind ..."*

Eine Tranceinduktion kann natürlich auch mithilfe spezieller „hypnotischer" Sprachmuster ganz indirekt erfolgen, z. B. durch das kunstvolle Erzählen einer therapeutischen Metapher, und eine solche *indirekte Form der Induktion* ist für manche Patienten sicher auch viel günstiger als die direkte, klassische Induktion, erfordert aber wesentlich mehr Zeit. Hier werden dem Patienten die nötigen psychophysiologischen Veränderungen nur indirekt vorgeschlagen, verpackt in eine

Geschichte oder in Form eingestreuter Suggestionen, die nicht sogleich erkennbar sind. Indirekte Suggestionen stoßen kaum auf Widerstand (wie: „Nein, das geht doch nicht, das kann nicht sein!"), sie rufen vielmehr Neugier hervor und begünstigen so eine „Ja-Haltung" und sind zum Aufbau eines therapeutischen Rapports mit „schwierigen" Patienten günstiger. Ein schönes Beispiel für diesen flexiblen Wechsel von direkten zu indirekten Techniken unter Nutzung des „Widerstandes" wird im Kasten 6 geschildert.

Ob man nun direkte oder indirekte Suggestionen verwendet, hängt von verschiedenen Faktoren ab:

1. *Suggestibilität:* Bei sehr hoch- und sehr geringsuggestiblen Patienten ist es gleichgültig, ob man die Suggestionen direkt oder indirekt darbietet; die Hochsuggestiblen reagieren auf jeden Fall gut, die sehr Geringsuggestiblen reagieren in jedem Fall schlecht. Für die Personen mit mittlerer Suggestibilität hingegen scheinen indirekte Suggestionen von Vorteil zu sein. Es ist plausibel, dass man sich mit diesen Patienten etwas mehr Mühe geben, dass man bei diesen kreativer sein muss, damit auch sie ihr hypnotisches Potenzial ausschöpfen können. Indirekte Suggestionen sind genau dafür gut geeignet, weil sie a) viel detaillierter als direkte die einzelnen Möglichkeiten der Umsetzung der Suggestion beschreiben und anhand von Beispielen illustrieren, weil sie b) es dadurch dem Patienten erleichtern, seine eigene Form der Antwort auf die Suggestion zu finden, und weil sie c) ihm einfach wesentlich mehr Zeit lassen, d. h. keinen Zeit- oder Leistungsdruck aufkommen lassen. Dass der Unterschied zwischen direkten und indirekten Suggestionen kein marginaler ist, insbesondere nicht für die mittelsuggestiblen Patienten, ist inzwischen auch mithilfe psychophysiologischer Daten gut nachgewiesen (vgl. Kasten 7).

2. *Persönlichkeitstyp des Patienten:* „Schwierige" Patienten, die beispielsweise ungeduldig sind und gleichzeitig überkritisch alles auf das Genaueste verfolgen, was der Therapeut sagt und tut, weil sie eventuell davon überzeugt sind, dass das alles doch nichts nützt, entwickeln direkten Suggestionen gegenüber leicht eine Art Widerstand, wenn die suggerierten Phänomene nicht gleich wahrnehmbar sind – u. U. genau deshalb, weil die Patienten sie mit ihrer über-

4. Hypnotische Rituale: Techniken und Phänomene

kritischen Art gerade verhindern. Bei solchen Patienten ist ein indirektes Vorgehen möglicherweise vorteilhafter.
3. *Aufgabe im therapeutischen Prozess:* Wenn die Induktion schnell vonstatten gehen soll (und es die Suggestibilität des Patienten zulässt), dann sind eher direkte Techniken den indirekten vorzuziehen. Ganz anders verhält es sich bei der Utilisation, also jenen Phasen der Therapie, in denen die therapeutische Arbeit in Trance stattfindet. Seit der Abkehr von der direkten Suggestionshypnose (als der Hypnotiseur glaubte, dem Patienten direkte Verhaltensänderungen suggerieren zu können) ist das Vorgehen hier fast ausschließlich indirekt. Der Hypnotherapeut muss Wege finden, dem Patienten die nötigen Veränderungen so vorzuschlagen[30], dass er fähig ist, sie in eigener Regie und mit seinen eigenen Ressourcen umzusetzen. Allein schon die Konstruktion des Unbewussten als therapeutisches Tertium ist eine indirekte Maßnahme, ähnlich den anderen, die im zweiten Teil des Buches noch beschrieben werden.

Motorisch-kinästhetische Techniken und Phänomene

Fast alle klassischen Induktionstechniken beginnen mit motorisch-kinästhetischen Phänomenen, vermutlich deshalb, weil ca. 90 % aller Patienten solche Phänomene erleben können und weil diese Phänomene wegen ihrer unmittelbaren Evidenz zur Ratifikation der Trance beitragen, d. h. den Patienten relativ schnell von der Wirksamkeit überzeugen.

Darüber hinaus wird mit diesen motorisch-kinästhetischen Techniken ein Zustand des Organismus erreicht, der die Voraussetzung u. a. für klassisches Konditionieren, also für physiologisches und emotionales Lernen, darstellt, nämlich *motorische Restriktion* und *sensorische Deprivation*. Klassisches Konditionieren ist bei Tieren (und vermutlich auch bei Menschen) unter Bedingungen der freien Natur nicht möglich, wenn die Tiere sich frei bewegen und alle ihre Sinne benutzen können. Ist ein Patient motorisch unruhig und seine Aufmerksamkeit diffus auf die Außenwelt gerichtet, so ist weder Trance noch Lernen in Trance möglich. Damit eine „innere Wirklichkeit" konstruiert werden kann, muss so viel Aufmerksamkeit wie möglich von der äußeren Wirklichkeit abgezogen werden und in der Art eines Suchscheinwerfers nach innen konzentriert oder fokussiert werden. Hierzu sind motorische Restriktion und sensorische Deprivation nötig (siehe Kasten 8).

6: Nutzung von Widerstand

Als Beispiel für die kunstvolle Nutzung des „Widerstandes" *gegen* das klassische Ritual der Armlevitation mithilfe einer indirekt angebotenen Altersregression folgt hier der Bericht von Alida Iost-Peter als Teilnehmerin an einem Lehrseminar Ericksons:

„Dann saßen wir also in Ericksons Seminarraum. Dicht gedrängt saßen da Kolleginnen und Kollegen aus aller Welt. Wir waren zu spät gekommen, und Erickson arbeitete bereits mit einer australischen Kollegin. Er in einem seiner berühmten purpurfarbenen Anzüge, im Rollstuhl, sie zu seiner Linken, unbewegt, mit ihrer Armlevitation, wie in dem Kinderspiel, bei dem man auf ein Signal hin in der Bewegung erstarrt und im Geist offenbar in anderen Sphären. Erickson stellte uns unterdessen einige persönliche Fragen, und ich nahm mir fest vor, auf keinen Fall so dazusitzen wie die Australierin, mit ihrer unendlichen Armlevitation wie ein gehorsames Kind der Suggestion folgend.

Zwei oder drei Tage waren wir nun bereits bei Erickson und schwankten zwischen Staunen, Faszination und Erschöpfung. Dieser damals 77-jährige, deutlich geschwächte und aufgrund seiner früheren Polioerkrankungen gehandicapte Mann konnte mehr als vier Stunden ununterbrochen lehren und demonstrieren, ohne dass ihm irgendwelche Konzentrationsschwierigkeiten oder Zeichen der Ermüdung anzumerken gewesen wären. Ich wurde indessen immer ärgerlicher, denn aufgrund meines dürftigen Schulenglisch und Ericksons halbseitiger Lähmung, die sich auch auf den Mundbereich erstreckte, verstand ich ihn sehr schlecht. Als er mich fragte, ob ich selbst schon einmal Hypnose erlebt hätte und jetzt bereit sei, beklagte ich mich erst einmal, ich sei ja den weiten Weg hergekommen, um von ihm zu lernen.

Er bat mich auf den Stuhl an seiner Seite, und ich spürte, wie mein Herz klopfte, und erinnerte mich gleichzeitig an meinen Vorsatz, keine

4. Hypnotische Rituale: Techniken und Phänomene

> Armlevitation zuzulassen. Er fragte mich mit seinem hypnotischen Blick, ob ich jetzt oder später in Trance gehen wolle, ergriff mein Handgelenk, hob meinen Arm, und als er ihn losließ, fiel dieser wie ein Stein in meinen Schoß zurück. Ich verschränkte meine Arme vor der Brust und überkreuzte meine Beine. Er sah mich an, lächelte und sagte zu den anderen gewandt: ‚Was für eine nette Art Widerstand!' Von da an muss ich wohl in Trance gewesen sein. Burkhard und Wilhelm erzählten mir später, dass Erickson eine Altersregression mithilfe der ‚frühen Lernhaltung' induziert hatte: ‚Erinnere dich, wie du zum ersten Mal in die Schule gegangen bist und lesen und schreiben gelernt hast ...'
>
> Ich saß als Kind im alten Ägypten in der Schule, sah mich sitzen wie auf den Reliefs der Pharaonenzeit und beobachtete den Lehrer, wie er mit einem Stein Zeichen in die Tafel schlug, von rechts nach links. Dann zeigte er mit dem Stock auf diese Zeichen und ließ uns Schüler laut lesen. Ich gab mir große Mühe, folgte mit meinem Finger den Hieroglyphen von rechts nach links, und plötzlich ging es, ich konnte ganz leicht verstehen und war sehr glücklich. Ich kam mit einem breiten Lächeln aus der Trance, und als ich mich umsah, lächelten die anderen auch.
>
> Das höchst verwunderliche Ergebnis dieser Trance war, dass ich Erickson von da an ganz leicht verstehen konnte, selbst wenn wir später zwischen USA und Deutschland telefonierten."

7: Unterschied zwischen direkten und indirekten Suggestionen

Der Unterschied zwischen direkten und indirekten Suggestionen ist inzwischen auch mithilfe psychophysiologischer Daten gut nachgewiesen. Lange zeigten Untersuchungen zur negativen Halluzination widersprüchliche EEG-Ergebnisse: Die so genannte späte Komponente der evozierten Potenziale, die P300, welche ein Zeichen für die wahrgenommene Bedeutung, gewissermaßen das „Erkennen" eines Stimulus, darstellt, war in manchen Untersuchungen reduziert und in anderen erhöht. Nur Reduzierung würde aber darauf hindeuten, dass das Gehirn auf den präsentierten Stimulus weniger oder nicht mehr reagiert, dass die negative hypnotische Halluzination also auch hirnphysiologische Wirklichkeit darstellt; bei Erhöhung der P300 wäre das Gegenteil der Fall.

Teil 1: Rituale in der Hypnotherapie

Das Team um den Psychologieprofessor der Washington-State-Universität, Arreed Barabasz, veröffentlichte 1999 ein Experimentum Crucis, in welchem es die Gründe für die bisherigen unterschiedlichen Ergebnisse herausfand: Die P300 war dann erhöht, wenn man die Suggestion zu visueller negativer Suggestion *direkt negativ* formulierte („... nun kannst du *nichts mehr* sehen, überhaupt *nichts mehr* ..."). Die P300 war hingegen erniedrigt, wenn man „blockierende" Suggestionen verwandte („... *stell dir vor, ein Pappkarton blockiert deine Sicht mehr und mehr* ...")[31].

Dies ist ein schönes Beispiel für die unterschiedliche Wirkung von direkten versus indirekte Suggestionen. „*Du kannst* nichts mehr *sehen*" ist ganz offensichtlich eine der üblichen *direkten* Suggestionen für eine negative Halluzination. Allerdings entspricht sie dem Prinzip des grünen Elefanten („Schau hin, du siehst den grünen Elefanten *nicht!*") und führt genau damit zu der erhöhten P300; d. h., das Gehirn der betreffenden Versuchspersonen registriert zunächst offenbar sehr wohl, dass es da einen grünen Elefanten gibt, der nicht wahrgenommen werden soll, und unternimmt dann alles, um diese Wahrnehmung wieder zu verwischen. Das stellt für die meisten hochsuggestiblen Versuchspersonen offenbar keine Schwierigkeit dar. Hingegen ist die Formulierung „*Stell dir vor, ein Pappkarton blockiert deine Sicht auf den grünen Elefanten!*" eine typische *indirekte* Formulierung für die gleiche negative visuelle Halluzination, weil sie nicht einfach nur sagt, *was* zu tun ist, sondern en detail beschreibt, *wie* etwas zu tun ist, um das Ergebnis der Suggestion zu erreichen. Vermutlich für die große Anzahl der mehr oder weniger Suggestiblen ist das eine weitaus freundlichere und hilfreichere Formulierung, weil sie ihnen Zeit gibt und Möglichkeiten vorschlägt, wie sie die Suggestion verwirklichen können. Hochsuggestible brauchen das offenbar nicht, weil sie flexibel genug sind, den wahrgenommenen „grünen Elefanten" schnell in „keinen Elefanten" umzurechnen und so die Suggestion auch zu erfüllen. Mehr oder weniger Suggestible hingegen würden auf die direkte Formulierung „Du siehst den grünen Elefanten nicht!" vermutlich erst mal widerständig reagieren: „Natürlich sehe ich den grünen Elefanten!", und dann geradezu auf ihn fixiert sein; für sie ist die detaillierte Anweisung und das permissiv Gewährende der indirekten Formulierung offensichtlich hilfreicher[32].

Mit indirekten Formulierungen erreicht man in der Hypnose also mehr Patientinnen und Patienten als mit direkten.

8: Motorische Restriktion und sensorische Deprivation

Die klassische hypnotische Induktion über die motorisch-kinästhetischen Phänomene der Levitation und Fixation führt in der Regel zunächst zu einem erhöhten (in manchen Fällen auch erniedrigten) Tonus der Muskulatur, der sich als Katalepsie darstellt und häufig längere Zeit, manchmal eine ganze Therapiestunde lang anhält. Dies entspricht dem Prinzip der *motorischen Restriktion*. Ein erhöhter Muskeltonus (als Vorbedingung für Katalepsie) führt zu einer deutlich veränderten kinästhetischen Wahrnehmung (Parästhesie oder gar Anästhesie, d. h. Fehlwahrnehmung oder Empfindungslosigkeit) der körperbezogenen Wirklichkeit. Durch den Lidschluss kommt es dann zu einer mehr oder weniger starken *sensorischen Deprivation*, die manchmal so ausgeprägt sein kann, dass nur noch die Stimme des Hypnotherapeuten wahrgenommen wird bzw. seine Suggestionen als innere Wirklichkeit umgesetzt werden.

Motorische Restriktion und sensorische Deprivation sind Voraussetzung für eine Lockerung der Realitätsorientierung, die Abwendung von der konkreten äußeren und die Hinwendung zur inneren Wirklichkeit. Motorische Restriktion und sensorische Deprivation sind bekanntermaßen aber auch Grundvoraussetzung für klassisches Konditionieren – ein in freier Wildbahn lebendes und all seiner Sinne mächtiges Tier lässt sich nicht klassisch konditionieren (von traumatischem *one trial learning* abgesehen).

Die klassischen Hypnoserituale führen also eo ipso zu einem psychophysiologischen Zustand, der für klassisches Rekonditionieren neurotischer und psychosomatischer Reaktionen prädestiniert, Voraussetzung für die Konstruktion eines „neuen Erfahrungsraumes"[33] bzw. einer „alternativen Wirklichkeit"[34].

Mesmer'sche „Luftstriche"

In hypnotherapeutischem Kontext nicht mehr angewandt werden die so genannten mesmerischen *passes*, berührungsloses Bestreichen des Körpers, in älteren Büchern auch als „Luftstriche" bezeichnet. Sie spielten aber noch vor 1847, ehe es Chloroform und Äther gab, u. a. in der Schmerzbekämpfung eine wichtige Rolle, sodass sie kurz beschrieben werden sollen, am besten mit dem wörtlichen Zitat des 287. Lehrsatzes[35] von Franz Anton Mesmer:

> „Um dieselben [Ströme des Fluidums] auf den Menschen zu bringen und zu verstärken, gibt es mehrere Mittel. Das sicherste ist, sich der Person welche man berühren will, gegen über zu setzen, das heißt, Gesicht gegen Gesicht [...]. Um sich in Harmonie [Rapport] mit ihm zu versetzen, muss man zuerst die Hände auf die Schultern legen, und längs der Arme bis zu der Spizze der Finger fahren, indem man den Daum[en] des Kranken einen Augenblick hält; dies muss man zwei oder dreymal wiederholen; und nachher von dem Kopfe bis zu den Füßen herunter Ströme errichten. Dann sucht man noch die Ursache und den Sitz der Krankheit und des Schmerzes [...]"

Auch hier sollten sich also zunächst die Symptome zeigen, und der Therapeut sollte sie „kritisch machen", d. h. bis zur obersten Grenze steigern, um sie dann abklingen zu lassen – eine Art passives Habituationstraining im Gegensatz zum aktiven Training in Selbstkontrolle bei Gaßner. Dies wird im Lehrsatz Nummer 288 genauer beschrieben:

> „Wenn man sich auf diese Art wohl vorbereitet hat, so berührt man beständig die Ursache der Krankheit [d. h. den symptomatischen Körperteil] und unterhält die symptomatischen Schmerzen, bis man sie kritisch gemacht hat; auf solche Art unterstützt man das Streben der Natur gegen die Ursache der Krankheit, und man bringt sie zu einer heilsamen Krise [epileptiformen hysterischen Anfall], welches das einzige Mittel ist, die Krankheit aus dem Grunde zu heilen."

4. Hypnotische Rituale: Techniken und Phänomene

Rein äußerlich betrachtet, finden wir dieses krisenhafte Ausagieren in manchen zeitgenössischen Therapieformen mit bioenergetischem Theoriehintergrund wieder.

Diese *passes* wurden gewöhnlich nonverbal, d. h. ohne zusätzliche verbale Suggestionen gegeben, und man kann sich leicht den Effekt vorstellen, wenn sie, wie beispielsweise von James Esdail[36] 1846 beschrieben, zur Analgesie vor großen Operationen eine halbe Stunde oder länger angewandt wurden, bis die Patienten auf den Test mit glühenden Kohlen nicht mehr reagierten.

Die im Folgenden beschriebenen klassischen hypnotischen Rituale dagegen sehen es nicht mehr vor, den Patienten zu berühren (von einer Ausnahme abgesehen). Sie bestehen aus einer Kombination von verbalen Instruktionen und den nachfolgenden Suggestionen.

Fixationstechnik, Lidschluss und Augenkatalepsie

Die *Fixationstechnik* soll die Phänomene *Lidschluss* und *Augenkatalepsie* hervorrufen. Sie ist ein heute immer noch geübtes klassisches Ritual, das schon in vorchristlicher Zeit im so genannten *Papyrus Eber* geschildert wird. Der schottische Arzt James Braid[37] benutzte sie um 1843 als hauptsächliches Induktionsverfahren, weil er glaubte, Hypnose sei ein mit der Fixationstechnik induzierbarer „neurologischer Schlaf".

Eigentlich könnte man den Patienten einfach auffordern, seine Augen zu schließen; damit wäre der visuelle Informationsfluss von außen ebenfalls gestoppt und eine Wendung nach innen gefördert. Das wäre dann aber ein willkürlicher Akt und kein hypnotisches Ritual, das den Patienten ja anleiten soll, vom willkürlichen auf den unwillkürlichen Modus zu wechseln. Letzteres Ziel erreicht nur die Lidschlussinduktion.

Das Vorgehen besteht darin, dass der Patient oder die Patientin auf die Instruktion des Hypnotherapeuten hin einen bestimmten Punkt so lange fixiert – *„Suchen Sie sich einen Punkt, auf dem Sie Ihre Augen ruhen lassen können, einen fixen Ruhepunkt für Ihre Augen ..."* –, bis folgende physiologischen Phänomene auftreten, die dann verbal verstärkt werden:

- Wegen des „nachschwingenden" Scharfstellmechanismus der Augen kommt es bald zu unscharfem Sehen, manchmal auch zu einer farblichen „Aura" um den Fixationsgegenstand herum, was verbal rückgemeldet wird, etwa mit: *„Die Wahrnehmung beginnt, sich zu verändern, Farben und Formen fangen an, sich mehr und mehr zu verändern ..."*
- Durch das Fixieren kommt es ferner zu einem unwillkürlichen Unterdrücken des Lidschlagreflexes, was dazu führt, dass die Lider schwer und die Augen müde werden und sich über kurz oder lang unwillkürlich schließen. Die Rückmeldungen des Therapeuten – *„Ihre Augenlider werden schwer, immer schwerer ... die Augen werden müde, immer müder ... etc."* – verstärken zunächst wiederum im Sinne eines Biofeedbacks die eintretenden Reaktionen und wirken im weiteren Verlauf als Suggestionen, d. h., sie bewirken dann die Reaktion.[38]

In der Regel stellen sich früher oder später ein ausgeglichener Muskeltonus ein, eine ruhige, gespannte Aufmerksamkeit, ein nach innen gerichteter Fokus der Wahrnehmung und eine erhöhte Achtsamkeit den Worten des Therapeuten gegenüber – insgesamt Zeichen einer leichten Trance, die sinnvollerweise etwa wie folgt kommentiert werden kann: *„Und sobald (wenn* bzw. *weil) sich Ihre äußeren Augen nun geschlossen haben, können sich Ihre inneren Augen öffnen, und Sie können beginnen, mit Ihren inneren Augen die Dinge zu sehen, die sich Ihnen nun zeigen ..."*

Klassischerweise hält der Hypnotherapeut dem Patienten einen neutralen Fixationsgegenstand ca. 20 cm so vor die Augen, dass diese nach oben-innen konvergieren. Es reicht aber auch, wenn der Patient selbst einen Punkt ca. 2 m vor sich auf dem Boden fixiert. Wichtig ist nur, dass diese Fixierung einige Mi-

4. Hypnotische Rituale: Techniken und Phänomene

nuten aufrechterhalten werden kann, der Patient al
ruhig hin und her schaut oder die Konvergenz se
auflöst und ins Unendliche schaut; in beiden Fällen
nicht zu den physiologischen Phänomenen der Sc   _ ...u
Müdigkeit in den Augen. In einem solchen Fall sollte man abbrechen und zu einem anderen Ritual übergehen. In keinem Fall sollte eine Art Machtkampf daraus werden.

Manchmal können nach einem unwillkürlichen Lidschluss wegen der spontan eintretenden oder suggerierten *Augenkatalepsie* die Lider nicht mehr willkürlich geöffnet werden, was – einen guten therapeutischen Rapport vorausgesetzt – häufig die Trance vertieft.

Vorsicht: Die Fixationstechnik sollte nicht beim Tragen harter Kontaktlinsen angewandt werden, weil die Hornhaut dann leicht austrocknet und die Augen zu sehr zu tränen und schmerzen beginnen. Die Fixationstechnik und erst recht die Augenkatalepsie sollten nicht bei Patienten angewandt werden, die dabei eine Art Kontrollverlust erleben oder auch nur befürchten.

Treppenmetapher zur „Vertiefung"[39]

Ziel jeder Induktion ist der Zustand der hypnotischen Trance, weil in Trance die innerseelische Flexibilität erhöht ist und der Patient dadurch leichter Zugang zu seinen eigenen Ressourcen erhält und sich leichter aus dem Zustand der Hilflosigkeit befreien und in den der Kompetenz und Selbstwirksamkeit versetzen kann.

Ich habe oben schon dargelegt, dass es in der Hypnotherapie vorteilhaft ist, für diese Zwecke das Konstrukt des „Unbewussten" einzuführen. Nach dem Lidschluss ist die Treppenmetapher dafür ganz gut geeignet: *„Jetzt, wo Ihre äußeren Augen geschlossen sind, können sich Ihre inneren Augen öffnen, und Sie können eine Treppe sehen, die nach unten (nach oben)*[40] *führt. Und Sie gehen nun auf dieser Treppe Stufe um Stufe immer weiter, tiefer und tiefer (höher und höher) und kommen dann mehr und mehr in Kontakt mit Ihrem Unbewussten. Sie* *merken vielleicht früher oder später, dass Ihr Unbewusstes Ihnen entgegenkommt, dass es Ihnen die Hand entgegenstreckt. Sie merken das vielleicht daran, dass Ihre rechte oder linke Hand beginnt, sich zu verändern, vielleicht zunächst nur in dem einen oder dem anderen Finger. Sie müssen sich nicht darum kümmern, es geschieht ganz von allein, gehen Sie einfach ruhig und sicher Stufe für Stufe die Treppe hinab (hinauf), bis Sie merken, Ihr Unbewusstes übernimmt nun mehr und mehr die Kontrolle ..."*

Armlevitation

Wenn sichtbar ist, dass die Hände des Patienten einzeln oder gemeinsam reagieren, dann kann verbal fortgefahren werden. Zeichen einer Reaktion in Richtung Levitation sind folgende: Die Haut wird blasser, sie strafft sich – das sieht man daran, dass die Adern und Sehnen hervortreten –, die ganze Hand ist eher in einer „Brücken"-stellung denn in einer „Pfötchen"-stellung. Das sind Zeichen einer Katalepsie als Vorbedingung für die Levitation. Es kommt dann zu kleinen, ruckartigen Bewegungen nach oben, die verbal unterstützt werden sollen: *„Indem ... Sie kommen mehr und mehr in Kontakt mit Ihrem Unbewussten ... verändert sich das Gefühl in Ihrer Hand mehr und mehr. Sie geht über in einen Zustand leichter Steifigkeit, vielleicht spüren Sie es auch als steife Leichtigkeit, sie wird leichter und leichter in dem Maße, wie ... Ihr Unbewusstes übernimmt mehr und mehr die Regie ... und beginnt dann nach oben zu gehen, sie hebt sich ganz von allein, geht höher und höher ..."*

Manche Patienten, v. a. wenn sie gut in Muskelentspannung oder autogenem Training geübt sind, reagieren reflexartig mit Tonuserniedrigung statt -erhöhung und mit Vasodilatation (Gefäßerweiterung) anstatt mit Vasokonstriktion (Verengung der Gefäße mit folgender Verringerung des Blutvolumens, was zu Kühleempfindungen führt). So ist keine Levitation möglich, man könnte nur mit einer „Entspannungshypnose" fortfahren.

Will man jedoch Armlevitation, beispielsweise für ideomotorisches Signalisieren, einsetzen, muss man dieses kinästheti-

4. Hypnotische Rituale: Techniken und Phänomene

sche Muster des Patienten aktiv verändern und als *Erstes eine Katalepsie* (Muskelsteifheit) hervorrufen. Die einfachste und schnellste Möglichkeit dazu ist, das Handgelenk des Patienten mit Daumen und Zeigefinder zu ergreifen und einen leichten Zug nach oben auszuüben, nur so fest, dass sich die Haut über den beiden Gelenkknöchelchen nach oben schiebt;[41] es soll nur ein leichter, aber steter taktiler Hinweis für die Hand des Patienten sein, nach oben zu gehen. Nach einer Weile merkt man, dass Hand und Unterarm dieser taktilen Suggestion folgen, indem der Arm in winzig kleinen, ruckartigen Bewegungen folgt und nach oben geht. Wenn die Finger des Patienten dann die Unterlage – Oberschenkel oder Armlehne – verlassen haben, kann man mit den Fingern der anderen Hand unter einen oder zwei Finger der Hand des Patienten greifen und testen, wie weit die Katalepsie schon fortgeschritten ist. In dem Maße, wie die kataleptische Brücke der Hand von selbst hält, kann man dann das Handgelenk loslassen und kurze Zeit später ebenfalls die unterstützten Finger. Die Hand sollte dann aufgrund der erzeugten Katalepsie steif in der Luft stehen bleiben.

Als nächsten Schritt suggeriert man über *Flexibilitas cerea* („wächserne Biegsamkeit") weiterhin taktil, dass die Hand weiter nach oben gehen soll. Man ergreift wieder das Handgelenk, zieht leicht aufwärts und wartet, bis die Hand nach oben geht, dann lässt man das Handgelenk los, drückt eventuell mit einem Finger von oben auf dem Handrücken nach unten und testet so die jeweils erreichte Katalepsie: Die Hand des Patienten sollte diesem Druck widerstehen und elastisch zurückschwingen.[42]

Mit verbalen Suggestionen sollte die zunehmende Involvierung des Unbewussten betont werden: *„In dem Maße, wie ... Ihre Hand geht höher und höher ... merken Sie immer deutlicher, wie ... Ihr Unbewusstes übernimmt mehr und mehr die Kontrolle ..."*

Bis jetzt handelt es sich ausschließlich um *heterohypnotische* Bemühungen des Therapeuten am Patienten. In der modernen Hypnotherapie sollte jedoch schon sehr früh alles darauf ausgerichtet werden, die *autohypnotische Kompetenz des Patienten* selbst zu wecken und zu aktivieren. Das kann schon sehr bald in der Tranceinduktion vermittelt werden, in pädagogisch sinnvollen Schritten:

1. *Ideomotorisch:* Ideomotorik bezeichnet jene motorischen Bewegungen, welche nicht willkürlich, sondern nur über Vorstellungen, Ideen vermittelt werden. Das bekannteste Beispiel ist das chevreulsche Pendel.[43] Die Instruktion zur Erzeugung der Vorstellung kann etwa wie folgt lauten: *„Sie können Ihre Hand darin unterstützen, ganz leicht nach oben zu gehen, indem Sie sich vorstellen, sie hängt an einem Luftballon, der mit Helium gefüllt ist und sie an einer Schnur einfach nach oben zieht ... oder Sie spüren, wie unter Ihrer Hand ein Luftballon aufgeblasen wird, Ihre Hand liegt ganz leicht auf diesem Luftballon, der sich mehr und mehr mit Luft füllt und dadurch Ihre Hand höher und höher drückt ..."*
2. *Idiomotorisch:* Der ideomotorische Teil der Armlevitation erfordert eine gewisse eigene Beteiligung in Form von geistiger Konzentration auf die vorgestellte Idee. Wir möchten aber, dass der Patient lernt, die therapeutischen Prozesse zumindest zum Teil ganz seinem „Unbewussten" zu überlassen und sich überhaupt nicht mehr einzumischen – was er bei der Ideo-Motorik in gewissem Ausmaß noch tut.

Die mehr oder weniger starke willentliche oder gar willkürliche Beteiligung des Patienten merkt man u. U. daran, dass dieser ideomotorische Arm nach einer gewissen Zeit anfängt, schwer zu werden oder im Oberarm sogar wehtut – was man sofort zurücknehmen sollte, denn unangenehme Empfindungen (auch wenn sie auf eine hohe Compliance hindeuten) sollten auf keinen Fall auftreten.

Den Übergang von der Ideomotorik zur Idiomotorik (idios = „selbst"), der vom Erleben völlig dissoziierten, völlig selbstständigen Bewegung kann man etwa wie folgt einleiten: *„Und nun achten Sie bitte darauf, wie gut das Ihr Arm kann. Aber was der eine Arm so gut kann, sollte man dem anderen nicht verwehren. Diese andere Hand war die ganze Zeit sehr aufmerksam, sie hat gut zugehört, mitgedacht und mitempfunden und ist nun sicher bereit, das Gleiche zu tun, nämlich völlig selbstständig nach oben zu gehen. Sie brauchen sich jetzt um diese Hand überhaupt nicht mehr zu kümmern, Sie überlassen es völlig Ihrem Unbewussten und der Hand selbst, sie Stück um Stück nach oben zu bringen, höher und höher ... Sie merken, wie Ihr Unbewusstes mehr und mehr die Kontrolle übernimmt, wie es Ihre Hand mehr und mehr nach oben führt, sie geht höher und höher ..."*

Nun kann mit der therapeutischen Arbeit, d. h. mit der *Utilisation* (Nutzung), der Trance begonnen werden, indem das „Unbewusste" gebeten wird, für weitere Exploration in Trance Informationen zur Verfügung zu stellen, die im vorhergehenden bewussten Zustand noch nicht zugänglich waren, oder eine bestimmte Symptomkontrolle zu ermöglichen oder in Altersregression eine bestimmte Erfahrung zu korrigieren oder ähnliche Aufgaben auszuführen, die später in diesem Buch noch deutlicher werden. Hierfür ist ideomotorisches Signalisieren als weitere Technik vorteilhaft.

Manchen Fallbeschreibungen Ericksons kann man entnehmen, dass er vor der Utilisation noch ausführlich die *eingetretene Trance ratifiziert*, d. h. getestet hat, beispielsweise indem er so genannte Challenge-Suggestionen benutzte. Dabei handelt es sich um „herausfordernde" Behauptungen wie z. B.: *„Sie können jetzt Ihren Arm nicht mehr daran hindern, weiter nach oben zu gehen. Ganz im Gegenteil, je mehr Sie das versuchen, umso höher wird er steigen, denn es ist nun Ihr Unbewusstes, welches die Regie über Ihren Arm übernommen hat, und das ist gut so ..."* Oder: *„Sie können jetzt die Augen nicht mehr öffnen, denn Ihr Unbewusstes schützt Ihre inneren Bilder; versuchen Sie es ruhig, ganz fest die Augen zu öffnen, die Augen ganz fest versuchen zu öffnen ..."*

9: Die analytische Armlevitation

Wie Fixationstechnik und Armlevitation nicht allein zur Tranceinduktion, sondern auch zur Erkundung der Psychodynamik des Patienten eingesetzt werden können, zeigt in schöner Weise das folgende Beispiel unseres schweizerischen Kollegen Philip Zindel:[44]

> „Die im Folgenden dargestellte Levitationstechnik weist drei Vorzüge auf: (1) Sie führt fast zwangsläufig zu einer Levitation, (2) sie vermag wertvolle Hinweise über die unbewusste Psychodynamik des Patienten zu liefern und (3) ermöglicht gleichzeitig erste therapeutische Schritte.

Induktion: Eingeleitet wird die Hypnose über Augenfixation auf einen Punkt, welchen sich der Patient zuerst selber an gut sichtbarer Stelle auf die nichtdominante Hand gemalt hat. Der Therapeut fördert den Lidschluss durch die üblichen Suggestionen.

Veränderung der Wahrnehmung: Unmittelbar nach dem Lidschluss macht ihn der Therapeut auf den spontan aufgetretenen Unterschied in der Wahrnehmung der beiden Hände aufmerksam. Allein durch die Fixation des Blickes auf eine Hand und ohne dass dazu irgendeine Suggestion nötig wäre, verändert sich nämlich zwangsläufig deren Wahrnehmung. Dieses für den Patienten überraschende Phänomen wird utilisiert und suggestiv so gedeutet, dass es sich im Sinne einer Levitation amplifizieren könne. Ein Arm, der ja sein Gefühl schon spontan hat ändern können, wird vermutlich auch fähig sein, sich von alleine zu erheben. Diese Suggestion führt allerdings nur in seltenen Fällen zu einer spontanen, wirklich nicht bewusst mitgesteuerten Levitation.

Einführung der Elternmetapher: Dieser ‚Widerstand' wird nun in metaphorischer Weise sinngemäß folgendermaßen gedeutet: Ein Arm müsse in der Regel die Fähigkeit zu levitieren zuerst erlernen, in gleicher Weise wie ein Kleinkind das Gehen lernen muss. Dazu bedürfe es am Anfang der ermunternden, liebenden, manchmal aktiv unterstützenden Hilfe von Vater oder Mutter. Der Therapeut fordert den Patienten auf, selber in der Art eines guten Vaters oder einer guten Mutter seinem eigenen Arm bei dessen ersten Schritten jene minimale Hilfe zu gewähren, die notwendig ist, um ein Erfolgserlebnis sichern zu können.

Armlevitation: Beginnt der Arm sich nun anzuheben – und das muss er unter den erwähnten Bedingungen zwangsläufig irgendwann tun –, so lädt der Therapeut den Patienten ein, den Verlauf der weiteren spontanen Bewegungen des Armes zu beobachten, sich daran zu freuen und sich vom Verlauf überraschen zu lassen. Von nun an wird dem Arm völlige Freiheit gewährt, und der bewusste Wille des Patienten soll nur noch ermutigen und an den Gefühlen teilhaben. Nicht selten beobachtet man, dass der Arm beginnt, in der Luft automatisch zu schreiben oder zu zeichnen. Zum Abschluss wird auch das Niedersinken des Armes im gleichen Sinne suggeriert und begleitet.

Besprechung: Nach Beendigung der Hypnose kann dieses Levitationserlebnis in eine eigentliche hypnoanalytische Arbeit eingebettet werden, indem verschiedenste Aspekte des Erlebten im anschließenden Gespräch einer vorsichtigen analytischen Betrachtung unterzogen werden. Dabei lässt sich die Art, wie der Lidschluss zustande kam, ebenso gut besprechen wie das Erlebnis der Levitation im Rahmen der Elternmetapher.

Die eingeflochtene Elternmetapher erlaubt, wertvolle Hinweise zu den inneren Eltern-Imagines zu gewinnen. Wenn das Levitationserlebnis auch nicht ‚eins zu eins' in Lebensgeschichte übersetzt werden darf, ist es doch zumindest höchst wahrscheinlich, dass die Art der inneren Auseinandersetzung, die schlussendlich zur sichtbaren Levitation führt, irgendeinen Aufschluss geben muss über entsprechende Erfahrungen aus der eigenen Kindheit. Das innere ‚Rollenspiel' zwischen dem dissoziierten Arm als ‚lernendem Kind' und dem bewussten Willen als ‚Elternteil' ermöglicht in symbolhafter Weise eine Reaktivierung alter Konflikte im Rahmen einer geschützten Situation. Das Besondere an der Situation ist, dass der Patient aufgefordert wird, eine doppelte Dissoziation zu vollziehen: Er muss sich gleichzeitig mit dem Kind, das er einst war, wie auch mit dem introjizierten Elternteil identifizieren und zudem noch als Betrachter diese Auseinandersetzung beobachten."

Ideomotorisches Signalisieren

Ideomotorisches Signalisieren ist ein weiteres jener hypnotischen Rituale, die es ermöglichen, mit dem „Unbewussten" Kontakt aufzunehmen, mit ihm zu „kommunizieren" und es dadurch überhaupt erst Wirklichkeit werden zu lassen. Ideomotorisches Signalisieren ist somit eines der wesentlichen Konstruktions- und Utilisationsprinzipien für das therapeutische Tertium – Erickson hat in seiner Form der Hypnotherapie davon ausgiebig Gebrauch gemacht.

Das *Prinzip des ideomotorischen Signalisierens* ist folgendes: Man stellt dem Unbewussten eine einfache Frage, die mit *Ja/Nein* bzw. mit *Entweder/Oder* beantwortet werden kann, und gibt als Antwortoption vor, dass sich im einen Fall die eine Hand heben soll, im anderen Fall die andere oder, wenn eine Hand schon levitiert ist, dass diese entweder noch höher oder tiefer geht oder, wenn beide Hände etwa gleich hoch levitiert sind, dass sie sich entweder auseinander oder aufeinander zubewegen werden – die Richtung ist gleichgültig, wichtig ist nur die eineindeutige Festlegung der Antwortoption auf eine einfache Frage.

Statt Arm- oder Handlevitation kann man auch das so genannte *Fingersignalisieren* verwenden; das war die bevorzugte Technik von David Cheek, der damit als Erster auf Operationstraumata unter ungenügender Vollnarkose hingewiesen hatte.[45]

Nur der Vollständigkeit wegen sei auch auf das so genannte *ideosensorische Signalisieren* hingewiesen; statt sichtbarer motorischer Bewegungen sollen hierbei kinästhetische Empfindungen verstärkt oder schwächer werden. Das bedarf aber eines sehr aufmerksamen und v. a. mitteilsamen Patienten, damit man die jeweilige „unbewusste" Antwort erfährt.

Vorsicht beim ideomotorischen Signalisieren!

Ideomotorisches Signalisieren ist kein Wahrheitsfindungsinstrument, es kann also grundsätzlich nicht dazu verwandt werden herauszufinden, ob in der Biografie eines Patienten etwas Bestimmtes so und nicht anders oder gar nicht geschehen ist. In

4. Hypnotische Rituale: Techniken und Phänomene

10: Exkurs zum Armtest der Kinesiologie

Es wird manchmal gefragt, ob bzw. inwieweit das ideomotorische Signalisieren der Hypnose dem so genannten Armtest der Kinesiologie ähnlich sei. Ideomotorik bedeutet, dass sich nichtbewusste Gedanken und Ideen oder „unbewusstes" Wissen – auf der Ebene der episodischen und prozeduralen Gedächtnissysteme – über unwillkürliche motorisch-kinästhetische Reaktionen äußern. Ähnliche Fähigkeiten werden dem Armtest der Kinesiologie zugeschrieben.

Aufgrund des konstruktiven Charakters der Hypnose lässt sich nun aber grundsätzlich nicht entscheiden, ob es sich bei der Ideomotorik um ein Bottom-up- oder um ein Top-down-Phänomen handelt; ob also die jeweilige ideomotorische Reaktion etwas davon preisgibt, was an unbewusstem Wissen oder in Form eines Körpergedächtnisses a priori vorhanden ist; oder ob sie vielmehr etwas darüber aussagt, was suggestiv ex posteriori hineingelegt und als hypnotische Wirklichkeit implantiert worden ist. Während bei der hypnotischen Ideomotorik der Therapeut i. d. R. nur verbale Anweisungen gibt und die motorische Reaktion dem Patienten bzw. dessen Unbewusstem überlässt – und dann immer noch mit seiner klinischen Erfahrung die Brauchbarkeit des Ergebnisses im Therapieprozess beurteilen muss –, hat der Kinesiologe buchstäblich seine Hand im Spiel, indem er nämlich Druck ausübt, um die (der Theorie entsprechend a priori vorhandene oder nicht vorhandene) Armsteifheit zu prüfen und dadurch hypothesenkonform die entsprechende Aussage zu veri- oder falsifizieren.

Wir haben es hier also nicht mit einer einfachen, sondern mit einer doppelten Ideomotorik zu tun, der des Kinesiologen und der des Patienten. Die so gewonnenen diagnostischen Erkenntnisse sagen daher zumindest genauso viel über die diagnostischen oder klinischen Annahmen des Kinesiologen wie die des Patienten aus. Ihr Wert ist damit genauso hoch wie der eines Medikamentes, dessen Wirksamkeit durch gemeinsames Auspendeln bestimmt worden ist. Nun kann es ja durchaus sein, dass die „Wahrheits"-Hypothese der Kinesiologen zutrifft. Dies müsste allerdings erst wissenschaftlich nachgewiesen werden; so lange sollte man aus Gründen der theoretischen Einfachheit (Parsimonitätsprinzip [„Sparsamkeits"-Prinzip]) die Suggestionshypothese anwenden.

der hypnotischen Situation kann man grundsätzlich nicht unterscheiden zwischen erinnerter und konstruierter Wirklichkeit.

Man muss differenzieren zwischen der *Wahrheit innerhalb* und *der außerhalb des Therapieraumes*, also zwischen subjektiv-narrativer und objektiv-historischer Wahrheit. Erstere kann, gerade durch die in Hypnose verstärkten paramnestischen Phänomene, sehr überzeugend sein. In verschiedenen Experimenten wurden Macht und Möglichkeiten des *created memory*, der implantierten Pseudoerinnerung, eindrucksvoll demonstriert;[46] die Plastizität und Konstruktivität des Gedächtnisses sind sogar Voraussetzung für manche hypnotherapeutische Veränderung beispielsweise durch Altersregression (siehe Teil 2 dieses Buches). Ob mittels ideomotorischen Signalisierens „wiedergewonnene" Erinnerungen falsch, weil suggeriert sind[47], oder ob sie der historischen Wahrheit entsprechen, weil beispielsweise Erinnerungen an schwere Traumata invariat bestehen bleiben,[48] ist so lange unproblematisch, als sie nur innerhalb des Therapieraumes relevant sind. Sobald aber diese „Wahrheit innerhalb des Therapieraumes" außerhalb dessen Bedeutung bekommen soll, beispielsweise in einem Zivil- oder Strafprozess anlässlich sexuellen Missbrauchs, stehen wir vor einem Problem, wenn außer der Erinnerung in Trance keine weiteren externen Hinweise oder Beweise zur Verfügung stehen.

Das heißt, dass eine über ideomotorisches Signalisieren erhaltene Erinnerung durchaus der historischen Wahrheit entsprechen kann, sie kann ebenso gut aber auch konfabuliert sein, und es gibt keinerlei valide Kriterien, die es erlauben, innerhalb des hypnotischen Kontextes zwischen historisch richtiger und konfabulierter Erinnerung zu unterscheiden. Über die historische Richtigkeit kann man erst dann Aussagen machen, wenn extrahypnotische Beweise die hypnotische Erinnerung stützen. Deshalb kann mithilfe von Hypnose allein keine Wahrheitsfindung in historischer Hinsicht betrieben werden; das hat unter anderem auch erhebliche forensische Implikationen[49].

Nur der Vollständigkeit halber sollen noch folgende Induktionsmethoden erwähnt werden, die von Fall zu Fall kontextangemessen zusätzlich eingesetzt werden können.[50]

Das *Zählen* von 5 oder 10 aus rückwärts erhöht die Reaktionsbereitschaft – wenn diese schon sichtbar ist. Man sollte also nicht gleich zu Anfang einer Induktion mit dem Zählen beginnen, sondern erst dann, wenn man den zwingenden Eindruck hat, eine hypnotische Reaktion wie Lidschluss oder Handlevitation stehe kurz vor der Ausführung.

Von Hippolyte Bernheim (1888) stammt die von den mesmerschen *Luftstrichen* abgeleitete Technik, in knappem Abstand, aber ohne Berührung vor dem Gesicht des Patienten mit der Hand ein paarmal von oben nach unten zu streichen; dies fördert den Lidschluss, wenn dieser schon weitgehend vollzogen ist.

Von Bernheim stammt auch die – u. a. von Sigmund Freud übernommene – *Stirndruckmethode*: Der Therapeut legt seine Hand flach auf die Stirn des liegenden Patienten und spricht dabei seine Suggestionen in Bezug auf Tranceinduktion, Vertiefung oder Utilisation.

Die so genannte *Farbkontrastmethode* als Abwandlung der Fixationstechnik wird manchmal noch angewandt: Zum Fixieren wird eine Karte mit neben- oder untereinander angeordneten Komplementärfarben geboten, die nach einer Weile in das jeweilige Gegenteil umschlagen; das kann verbal vorhergesagt werden.

Als sehr einfache Vertiefungstechnik möchte ich die *fraktionierte Induktion* des später auch als Hirnanatom berühmt gewordenen frühen Hypnotherapeuten Oskar Vogt erwähnen, der zeitweise auch die *Zeitschrift für Hypnotismus* herausgegeben hat. Vogt war ursprünglich nur daran interessiert zu erfahren, was seine Patienten in Trance erlebten, deshalb holte er sie nach kurzer Induktion immer wieder zurück, um von ihnen

Rückmeldung zu erhalten und diese Informationen für die erneute Induktion zu benutzen;[51] genau das jedoch ist eine perfekte Vertiefungstechnik, weil der Patient irgendwann auf den Versuch des Zurückholens mit einer vertieften Trance reagieren wird.

Dass auch Bewegungen, Musik oder andere Reize, so sie nur monoton („Autobahntrance") oder ungewöhnlich genug sind (vestibuläre Reize wie Wiegen oder haptische wie „Ausstreichen" – eben jene mesmerschen *passes*), Trance induzieren können, bedarf nicht eigens der Erwähnung; ihre Angemessenheit im therapeutischen Kontext muss jeweils festgestellt werden.

Sensorische und affektive Phänomene

Neben den eben beschriebenen kinästhetischen und motorischen Phänomenen, die alle mehr oder weniger eine Veränderung des Körperschemas zum Ziel bzw. zur Folge haben, kennt man die so genannten sensorischen und affektiven Phänomene, das sind *positive* oder *negative Halluzinationen* (Trugwahrnehmungen) oder *Illusionen* (Verkennungen der Realität), d. h. deutliche Veränderungen der sensorischen Wahrnehmung. Eine wirksame Analgesie (Schmerzunempfindlichkeit) beispielsweise ist eine negative kinästhetische Halluzination; mit offenen Augen eine Person auf einem Stuhl sitzen zu „sehen", obgleich sie nicht wirklich anwesend ist, ist eine positive visuelle Halluzination; die laut und deutlich „gehörte" Stimme der längst verstorbenen Mutter eine positive auditive Halluzination; das Nichthören von tatsächlich vorhandenen Geräuschen oder anderen Stimmen außer der des Therapeuten ist eine negative auditive Halluzination; usw. Eine Altersregression ist eine komplexe sowohl positive wie negative Halluzinationen umfassende Illusion mit mehr oder weniger starker affektiver Beteiligung.

Es leuchtet vielleicht ein, dass die sensorischen und affektiven Phänomene nicht immer, nicht von allen Menschen gleich gut und v. a. nicht in jeder Situation erzeugt werden können.

Während die motorisch-kinästhetischen Phänomene sich bei bis zu 90 % der Patienten einstellen können, sind die sensorischen und affektiven Phänomene schon deutlich seltener, bei etwa 60 % bis 30 % anzutreffen, abhängig vom jeweiligen Sinneskanal.

Es leuchtet vielleicht auch ein, dass gerade diese Phänomene gewissermaßen die „Werkzeuge" dafür darstellen, komplexere hypnotische Wirklichkeiten erstehen zu lassen, in denen man alternatives Handeln ausprobieren, neue Sichtweisen kennen lernen oder bestimmte Gefühle verändern kann.

Kognitive Phänomene

Schließlich seien noch die so genannten kognitiven Phänomene erwähnt, die eine Veränderung komplexerer kognitiver Prozesse zum Ziel haben: Amnesie und posthypnotische Suggestion, die jedoch von den wenigsten Personen, von weniger als 30 %, verwirklicht werden können.

Um die Phänomene *Amnesie* und *posthypnotische Suggestion* ranken sich die meisten Märchen bezüglich Hypnose, auf sie beziehen sich auch die schlimmsten Befürchtungen hinsichtlich Macht und Missbrauch von Hypnose. Glücklicherweise gehören diese beiden Phänomene mit zu den am besten untersuchten. Und das Ergebnis dieser Untersuchungen bestätigt die enttäuschenden Erfahrungen mit der Hypnose Ende des 19. Jahrhunderts: Man kann mit diesen beiden Phänomenen allein keine Therapie durchführen. Sie stellen sich zu selten ein und auch nur sehr unzuverlässig; dass Patienten nach der Trance scheinbar automatenhaft einem posthypnotischen Befehl Folge leisten und (quellen)amnestisch sind, also vergessen haben, wann und von wem sie diesen Befehl erhalten haben, ist ein zu seltenes Ereignis, als dass man darauf eine Psychotherapie gründen könnte.

Man kann den Patienten also nicht einfach in Trance suggerieren, dass sie keine Angst mehr zu haben brauchen, dass sie mit dem Rauchen oder Trinken aufhören oder eine bessere Ehe

11: Hypnotische Phänomene, Suggestibilitätstests und Bühnenhypnose

Wir haben also drei große Gruppen hypnotischer Phänomene:

1. die motorisch-kinästhetischen Phänomene
2. die sensorisch-affektiven Phänomene
3. die kognitiven Phänomene.

Diese Reihenfolge entspricht der Struktur fast aller Suggestibilitätstests, die als so genannte Guttman-Skalen konzipiert sind, d. h., die einzelnen Aufgaben sind nach ihrem „Schweregrad" angeordnet, und die Erfüllung einer folgenden, jeweils schwierigeren Aufgabe impliziert die Lösung aller vorausgegangenen, leichteren Aufgaben. Wie schon angeführt, können ca. 90 % aller Personen die leichteren motorisch-kinästhetischen Aufgaben erfüllen, wesentlich weniger, in etwa nur die Hälfte, sind fähig, die sensorisch-affektiven Aufgaben zu bewältigen, und weniger als 30 % können die kognitiven Aufgaben lösen.

Dass es sich bei den einzelnen hypnotischen Phänomenen tatsächlich um unterschiedliche Gruppen handelt, zeigen Faktorenanalysen. Die jüngste ist von meinem Kollegen an der Universität München, Christoph Piesbergen, durchgeführt worden und ergab drei Faktoren[52].

Im Prinzip handelt es sich bei einer Bühnenhypnose ebenfalls um einen Suggestibilitätstest, der unterhaltsam verpackt ist und dessen eigentliches Ziel durch die Show verschleiert wird: Während vordergründig die angebliche Macht der Hypnose oder die besondere Macht des Hypnotiseurs dargestellt wird, werden im Verlauf der Show systematisch jene Personen herausgesucht, die zu den Hochsuggestiblen gehören. Alle anderen Teilnehmer, die nicht so gut hypnotisierbar sind, werden im Lauf der Show ausgeschieden und sitzen dann als Zuschauer am Rand, während der Hypnotiseur zum Schluss nur mehr mit den ein oder zwei Personen arbeitet, die sich als die suggestibelsten erwiesen haben.

führen sollen, und zusätzlich noch, dass sie diese Suggestionen nun gleich wieder vergessen sollen, um den Effekt sich selbst zuschreiben zu können.

Mit Amnesie und posthypnotischer Suggestion in diesem naiven Sinne lässt sich also keine Therapie durchführen, auch wenn einige wenige hochhypnotisierbare Menschen auf der Bühne bei Showhypnosen so ähnlich zu reagieren scheinen: Der Effekt ist viel zu kurzfristig, viel zu oberflächlich und zu sehr im Sinne eines willigen Rollenspiels, als dass mit diesen Phänomenen hartnäckige neurotische oder psychosomatische Symptome sinnvoll und effektiv behandelt werden könnten. Wäre dies der Fall, so gäbe es heute keine Psychoanalyse, keine Verhaltenstherapie und auch nicht die vielen anderen Psychotherapieformen, die u. a. wegen der Misserfolge mit einer derart falsch verstandenen Hypnose im Laufe des 20. Jahrhunderts entstanden sind.

Zurücknehmen

Zu einer lege artis durchgeführten Hypnotherapie gehört auch, dass sich der Hypnotherapeut von der ordentlichen Beendigung der Trance bei seinem Patienten überzeugt. Die folgende *3-A-Standardinstruktion* enthält die wesentlichen Elemente, mit deren Hilfe man eine eventuell noch vorhandene Katalepsie lösen und vom unwillkürlichen wieder in den willkürlichen Modus gelangen kann (Arme fest!), um einen im Verlauf der Zeit in Trance abgesunkenen Kreislauf (Blutdruck und Pulsschlag bzw. Herzfrequenz) wieder zu erhöhen (Atem tief!) sowie die Wahrnehmung und Kognition wieder auf die äußere Wirklichkeit hin zu orientieren (Augen auf!):

1. **A**rme fest: *„Strecken Sie Ihre Arme und Beine, ballen Sie die Hände zu Fäusten!"*
2. **A**tem tief: *„Atmen Sie ein paarmal tief ein und aus, tief ein- und ausatmen!"*
3. **A**ugen auf: *„Und erst ganz zum Schluss öffnen Sie die Augen und fühlen sich frisch und erholt!"*

Teil 1: Rituale in der Hypnotherapie

Je nach Situation sollte man den Patienten auch ausdrücklich auffordern, nicht gleich ins Auto zu steigen, sondern sich im Warte- oder in einem Nebenzimmer noch eine Weile aufzuhalten, draußen um den Block oder durch den Park oder in ein nahes Kaffee zu gehen und dort „alles wirken zu lassen" o. Ä.

Teil 2: Anwendung der Hypnotherapie

Hypnotherapie kann man definieren als die Anwendung hypnotischer Trance und hypnotischer Phänomene in der Psychotherapie, wobei es zunächst gleichgültig ist, um welche Therapie es sich im Einzelnen handelt. Hypnose ist in der Psychoanalyse angewandt worden („Hypnoanalyse"[53]) oder in der Verhaltenstherapie[54] und auch in anderen therapeutischen Verfahren. In diesem Sinne spricht man von Hypnose als einem so genannten zusätzlichen Verfahren. Es wird nicht nur berichtet, dass dadurch der therapeutische Prozess intensiviert ist, sondern es ist durch eine Metaanalyse auch gut nachgewiesen, dass die Dauer der Therapie verkürzt wird[55].

Aufbauend auf der Arbeit Milton H. Ericksons, hat sich in Deutschland seit ca. 1980 eine Form der Hypnotherapie entwickelt, die sich zunehmend als eigenständiges Verfahren begreift[56].

Zusammenfassend kann man nach Dirk Revenstorf die verschiedenen Strategien der Hypnotherapie als in einem dreiachsigen System angesiedelt auffassen:[57] Man kann zunächst hinsichtlich der *Zeitachse* entscheiden, ob man den Arbeitsfokus auf die Gegenwart, die Vergangenheit (Regression) oder die Zukunft (Progression) richten will; dann kann man auf der *Achse des Erlebens* unterscheiden zwischen dissoziativen und assoziativen Strategien; und schließlich kann man auf der *Achse der Transformation* unterscheiden zwischen symptomorientiertem oder konflikt- bzw. problemorientiertem Arbeiten.

Einige dieser Anwendungsaspekte will ich kurz beschreiben und z. T. mit Beispielen illustrieren. Ich gehe wieder von grundsätzlichen Überlegungen zur Konstruktion von Wirklichkeit aus, da sie in vielen Techniken eine nützliche Rolle spielen, beispielsweise in der Altersregression, die ich am ausführlichsten behandle.

5. Hypnose und die Konstruktion von Wirklichkeit

Zu Beginn will ich einige grundsätzliche Überlegungen zur Konstruktion von Wirklichkeit anführen, denn Hypnose und Hypnotherapie haben ganz ausdrücklich mit Veränderung von Wirklichkeit zu tun.[58] Alle hypnotischen Phänomene sind kleine oder größere Veränderungen der subjektiven Wirklichkeit. Hypnose kann man im Idealfall verstehen als die Kunst, eine alternative Wirklichkeit zu konstruieren, welche die hypnotisierte Person so lange und so intensiv als ihre „wirkliche" Wirklichkeit erlebt, bis sie in ihr genug neue Erfahrungen machen und diese so in ihre „normale" Wirklichkeit implementieren kann, dass sich hier bedeutsame (therapeutische) Veränderungen ergeben. Um Hypnose in diesem Sinne in der Psychotherapie kunstvoll anwenden zu können, sollte man nicht nur wissen, wie man eine hypnotische Trance induziert – das Medium der Trance per se erleichtert gewöhnlich schon eine neue Wirklichkeitskonstruktion –, man sollte auch etwas über jene grundsätzlichen *Konstruktionskriterien für Wirklichkeit* wissen, die wir in unserem Alltag normalerweise verwenden, ohne uns dessen bewusst zu sein. Die explizite Anwendung dieser Kriterien kann helfen, hypnotische Phänomene bei Patienten hervorzurufen und sie zur Veränderung ihrer Wirklichkeit zu nutzen.

Die beiden wesentlichen Kriterien von Hypnose sind Unwillkürlichkeit und Evidenz, d. h. das Erlebnis der „Wirklichkeit" des hypnotisch Suggerierten[59]. „Echte" Hypnose unterscheidet sich von „bloßer" Vorstellung (im Sinne von „Stellen Sie sich vor, dass ..." oder „Tun Sie mal so, als ob ...") üblicherweise dadurch, dass das suggerierte Ereignis als wirklich erlebt wird, als hypnotische Halluzination oder Illusion. Dies ist inzwischen auch hirnphysiologisch gut nachgewiesen, beispielsweise in der Untersuchung des bekannten Kognitionsforscher Stephen

5. Hypnose und die Konstruktion von Wirklichkeit

Kosslyn von der Harvard-Universität: Zeigt man Hochhypnotisierbaren eine Karte mit farbigem Muster und suggeriert ihnen in Trance, dass dieses Muster aus Grautönen bestehe, so reduzieren jene Hirnareale ihre Aktivität, die für die Farbwahrnehmung zuständig sind; suggeriert man ihnen im umgekehrten Fall, dass eine (in Wirklichkeit) grau getönte Karte bunt sei, so erhöhen die gleichen Kortexareale ihre Aktivität; sie reagieren also nicht auf die Informationen, welche über den Nervus opticus von der Netzhaut kommen, sondern darauf, was die präfrontalen Kortexareale ihnen sagen, dass sie „sehen" sollen[60].

Welches sind nun die Kriterien, anhand deren wir eine Wahrnehmung als „wirklich wahrgenommen" und nicht als „bloß eingebildet" einstufen? Die Kenntnis dieser Kriterien zur Konstruktion von Wirklichkeit und ihre konsequente Anwendung könnten hilfreich dabei sein, komplexe hypnotische Phänomene zu evozieren und zu nutzen.

Man kann diese Kriterien zur Konstruktion von Wirklichkeit in drei Gruppen einteilen. Diese Einteilung wurde schon in Bezug auf andere psychologische Gebiete vorgeschlagen, z. B. von meinen Doktorvätern Michael Stadler und Peter Kruse von der Universität Bremen[61]. Sie unterscheiden syntaktische, semantische und pragmatische Wirklichkeitskriterien.

Die *syntaktischen* Wirklichkeitskriterien beziehen sich auf den sensorischen Apparat, d. h. auf die Wahrnehmung; die *semantischen* Wirklichkeitskriterien beziehen sich auf den kognitiven Apparat, d. h. auf die Bedeutungsgebung bezüglich des Wahrgenommenen; und die *pragmatischen* Wirklichkeitskriterien beziehen sich auf den motorischen Apparat, d. h. auf Handlung und Interaktion. Diese Reihenfolge – sensorisch, kognitiv und motorisch – hatte übrigens schon Sigmund Freud in seinem topischen Modell vorgeschlagen.[62] Nur einige Punkte sollen im Folgenden angesprochen werden.

Anwendung der Wirklichkeitskriterien auf die Konstruktion hypnotischer Phänomene

1. Syntaktische Wirklichkeitskriterien: Sensorik und Wahrnehmung
Die syntaktischen Wirklichkeitskriterien der ersten Gruppe beziehen sich auf den sensorischen Apparat, also auf das *Wie*. *Wie* wird etwas wahrgenommen, sodass es Wirklichkeitscharakter bekommt? Folgende Kriterien sind relevant.

a) Die primären Sinnesmodalitäten und ihre einzelnen Sinnesqualitäten
Der sorgfältige Umgang mit den einzelnen Sinnesmodalitäten *(visuell, akustisch, kinästhetisch, olfaktorisch oder gustatorisch;* VAKOG) und ihren jeweiligen Qualitäten (z. B. für das visuelle System *Helligkeit: hell/dunkel, Kontrast: scharf/undeutlich* oder *Farbe* bzw. *Schwarz-Weiß*) gehört inzwischen mit zum Standardinstrumentarium nicht nur hypnotischer Kommunikation. Er geht u. a. zurück zunächst auf Bandler und Grinder, welche die Kommunikationsmuster Milton H. Ericksons[63] sorgfältig untersucht und gefunden haben, dass es offensichtlich wichtig ist, zunächst das primäre Repräsentationssystem des Patienten (aus VAKOG) zu identifizieren, es anzusprechen (zu „pacen") und dann zur therapeutischen Veränderung (leading) auch andere Sinne mit einzubeziehen. So neu ist diese Erkenntnis und ihre Nutzung übrigens auch wieder nicht: Der vergessene deutsche Hypnotherapeut Max Dessoir[64] hat 1896 schon hierauf hingewiesen.

In einer hypnotischen Altersregression bedeutet das beispielsweise, dass man mit einer offenen Frage beginnt: „*Wie* fangen Sie an, sich zu erinnern?" Angenommen, die Antwort ist visuell, z. B.: „Ich *sehe* mich als kleines Kind", dann sollte das Pacen zunächst auf ebendieser Modalität und ihren Qualitäten erfolgen: „*Sehen* Sie sich als kleines Kind *hell* und *deutlich* oder *dunkel* und *undeutlich*? Welche *Farbe* hat das Haar, die Kleidung, die Haut?" etc. Analog verfährt man, wenn die Erinnerung auditiv oder kinästhetisch beginnt.

5. Hypnose und die Konstruktion von Wirklichkeit

> **Merke**
>
> Je genauer man zunächst nach der primären Sinnesmodalität (V, A, K, O oder G) fragt und dann nach ihren einzelnen Qualitäten („Submodalitäten"), umso „wirklicher" wird der entsprechende hypnotisch halluzinierte Sinneseindruck des Patienten werden.

b) Intermodalität: Wechselseitige Stimmigkeit der einzelnen Sinne
Stellen Sie sich vor, Sie würden mit Ihren Augen Ihren Nachbarn in Reichweite neben sich sitzen sehen, greifen mit Ihrer Hand hinüber, um ihn zu berühren, und greifen durch ihn hindurch; oder Sie sehen Ihren Nachbarn zwar, hören ihn aber nicht, obwohl er seinen Mund zum Sprechen bewegt. Es scheint also so, dass wir von bestimmten intermodalen Zusammenhängen der Sinne untereinander ausgehen, dass wir diese als gegeben voraussetzen und ihren Verlust als erhebliche Störung unserer Wirklichkeitswahrnehmung empfinden.

Das bedeutet andererseits für den Aufbau einer Wirklichkeitskonstruktion: Je mehr Sinne gemeinsam an einer Wahrnehmung beteiligt sind – das, was ich sehe, kann ich gleichzeitig auch hören, fühlen oder riechen –, als umso wirklicher wird diese Wahrnehmung erlebt.

Auf den Aufbau einer Altersregression angewandt: Ausgehend vom ersten Sinneseindruck, z. B. einem visuellen, instruieren Sie den Patienten, auch andere Modalitäten mit einzubeziehen: „Und während Sie das *sehen*, können Sie auch genau *hinhorchen*? Und was *fühlen* sie, wenn Sie das sehen und hören? Können sie dabei auch etwas *riechen*?"

> **Merke**
>
> Je mehr Modalitäten man in die Sinneswahrnehmung mit einbezieht und je präziser man auch ihre jeweiligen Sinnesqualitäten abfragt, umso „wirklicher" wird der entsprechende hypnotisch halluzinierte Sinneseindruck des Patienten.

c) Raumanschauung: Ortung, Dreidimensionalität, Invarianz, Bewegung

Wie selbstverständlich unser Wahrnehmungsapparat davon ausgeht, dass sich die Objekte unserer Wahrnehmung i. d. R. in einem dreidimensionalen Raum befinden (vielleicht auch noch eingebettet in die Zeit als vierte Dimension), dort exakt lokalisiert werden können, selber wahrscheinlich eine Dreidimensionalität besitzen und je nach Beschaffenheit invariant sind, wenn wir uns bewegen oder die Objekte sich relativ zu uns selbst bewegen – all diese Selbstverständlichkeiten bzw. die fatalen Auswirkungen ihres Fehlens lassen sich auf einem heftig schwankenden Boot mitten auf dem Meer ohne klaren Horizont erfahren, wenn man seekrank wird (es sei denn, man verschließt alle äußeren Sinne und findet seinen Fixpunkt nur mehr kinästhetisch in sich selbst, indem man sich beispielsweise in die Koje legt und schläft) oder wenn unser Gleichgewichtsorgan wegen akuter Intoxikation (beispielsweise durch Alkohol) entscheidend gestört ist.

Um diese Raumanschauung bzw. eine exakte Lokalisierung der hypnotisch halluzinierten Objekte zu stimulieren, fragt man den Patienten, aus welcher Perspektive er sich selbst oder einen anderen sieht (aus welcher Richtung er die Stimme hört etc.): von vorne, von hinten, von rechts oder links, von oben oder unten; von nah oder von weit entfernt; was geschieht, wenn er sich etwas weiter entfernt oder sich annähert oder wenn die wahrgenommene Person sich selbst zu bewegen beginnt etc.

Merke

> Je besser ein Wahrnehmungsobjekt, z. B. ein Mensch, in einem dreidimensionalen Raum präzise *lokalisiert* werden kann, je mehr dieser selbst als *dreidimensional* plastisches Objekt wahrgenommen wird, je mehr er bei einem eigenen Perspektivenwechsel *konstant* in Form und Größe bleibt und je eher er sich *aus sich selbst heraus bewegt*, als umso wirklicher wird dieses Objekt wahrgenommen.

5. Hypnose und die Konstruktion von Wirklichkeit

d) Figur und Medium

In der deutschen Gestaltpsychologie wurden Anfang des vorigen Jahrhunderts die Gesetze der Wahrnehmung, insbesondere die des Sehens untersucht und dabei wurden aktive und eigenständige Leistungen des Wahrnehmungsapparates gefunden. Beinahe alle diese Gestaltgesetze können für unser Thema der Konstruktion von Wirklichkeit Anwendung finden.[65] Ich will hier aber nur das Gestaltgesetz von „Figur und Grund" herausgreifen, das besser als „Figur und Medium" (wegen der Dreidimensionalität des Begriffes Medium) bezeichnet werden sollte: Wann immer wir einen Wahrnehmungsgegenstand in den Fokus unserer Aufmerksamkeit rücken – was meist bedeutet, dass wir die *Grenzen* dieses Gegenstandes präzise bestimmen können –, verschwindet das Übrige, was jenseits dieser Grenzen ebenfalls wahrnehmbar wäre, in den undeutlichen Hintergrund bzw. in den diffusen medialen Raum, mit der Konsequenz, dass immer die Figur bzw. Gestalt (mit ihren Grenzen) im Vordergrund einen präzisen Wirklichkeitscharakter annimmt, während der dazugehörige Grund bzw. das Medium einen nicht greifbaren, indifferenten Charakter erhält. (Beide, Figur und Medium, sind per definitionem untrennbar miteinander verbunden.)

Das wird vielleicht etwas deutlicher, wenn man an Schmerzen denkt und an die Möglichkeiten hypnotischer Schmerzkontrolle:[66] Somatische Schmerzen haben i. d. R. eine klare Gestalt mit relativ deutlichen Grenzen (von Ausnahmen abgesehen) und können auch mit Begriffen aus anderen Sinnesmodalitäten relativ gut beschrieben werden: „Der Schmerz geht von da bis da (Grenze), er ist spitz, nicht stumpf (kinästhetisch), eher hell als dunkel, grell rot (visuell) und schrill (akustisch)." Im Gegensatz dazu wird ein „psychosomatischer" Schmerz selten so klar lokalisierbar und beschreibbar sein.

In unserer Begrifflichkeit hier bedeutet das: der somatische Schmerz ist eher figural, er hat eine klare Gestalt, während der „psychosomatische" Schmerz eher medial ist, diffus bzw. gestaltlos. Dieses Beispiel lässt sich mutatis mutandis auf fast alle

Symptome übertragen. Hieraus ergibt sich als grobe therapeutische Leitlinie, dass ein „mediales" Symptom zunächst Gestalt annehmen muss, um therapeutisch greifbar und kommunikabel zu werden, während überdeutlich klare Symptomfiguren aufgelöst, medial diffundiert werden sollen, indem man beispielsweise ihre Grenzen auflöst, sie verschiebt, etc.

Für unseren Fall der Konstruktion hypnotischer Wirklichkeiten bedeutet das, dass in einer Altersregression beispielsweise immer wieder auf die Herausbildung von deutlich wahrnehmbaren Gestalten (aus dem diffusen Hintergrund aller möglichen Erfahrungen) geachtet werden muss, damit das Gesamterleben Wirklichkeitscharakter annimmt. Neben den oben schon geschilderten Kriterien der Sinneswahrnehmung ist hierbei insbesondere die Ausbildung von Grenzen mit der Betonung des Raumes innerhalb und außerhalb dieser Grenzen wichtig.

Merke

Je mehr die Figuren in der hypnotischen Wahrnehmung eindeutig wahrnehmbare Grenzen haben, umso wirklicher wird diese Wahrnehmung empfunden.

Dazu zwei grundsätzliche Bemerkungen.

Erstens: Die Kriterien der Wirklichkeitskonstruktion existieren nicht in der transphänomenalen, physikalischen Realität; dort gibt es keine Farben, keine Helligkeit oder Konturschärfe, nur elektromagnetische Wellen ohne Anschauungsqualitäten. Und unsere bevorzugte dreidimensionale Raumanschauung ist auch nur eine unter vielen möglichen. All diese Kriterien sind also nur Ordnungsparameter unseres kognitiven Systems, welche dieses benützt, um sich die Wirklichkeit selbstreferenziell zu erschaffen[67]. Diese Kriterien sind auch nur soweit und solange wirklich, als sie für uns *viabel*, d. h. zum Überleben brauchbar sind.

Zweitens: Befunde aus der Neuropsychologie lehren uns, dass in der Großhirnrinde des Menschen bei der hypnotischen Imagination ähnliche Prozesse ablaufen wie bei der Wahrnehmung: Sowohl bei der Wahrnehmung als auch bei der Vorstellung von visuellem Material steigt nachweislich die lokale Hirndurchblutung in jenen Arealen, die an der visuellen Verarbeitung beteiligt sind.

Beides – die plastische Potenz unserer Wirklichkeitskonstruktion sowie die neurophysiologische Äquivalenz der „wirklich" wahrgenommenen zur halluzinativ imaginierten Wirklichkeit – scheint die Grundlage dafür zu sein, dass wir überhaupt psycho- und hypnotherapeutisch tätig werden können.

Stellen Sie sich das andere Extrem vor: Die Wirklichkeit des Menschen wäre definitiv fixiert ohne Möglichkeit des Andersseins, und wir wären ausschließlich von außen bestimmt. So wäre keine veränderte Sichtweise, keine andere Perspektive und kein neues Erleben möglich als das vorgegebene. Das scheint manchmal auch der Fall zu sein: die Wirklichkeit ist so eindrücklich oder widerspenstig – beispielsweise bei extremer Traumatisierung oder sehr widrigen psychosozialen Situationen –, dass sich daran nichts ändern lässt, dass sich eben keine andere Perspektive finden lässt. Wir haben als Therapeuten dann nur die Möglichkeit, die Bedeutung einer so und nicht anders konstruierten Wirklichkeit zu verändern. Und genau das betrifft die zweite Gruppe der Wirklichkeitskriterien.

2. Semantische Wirklichkeitskriterien:
Bedeutungsgebung durch Ausdruck, Valenz und Affekt

Schon aus unserer Alltagserfahrung wissen wir, dass etwas dann mit viel höherer Wahrscheinlichkeit als zu unserer Wirklichkeit gehörend wahrgenommen wird, wenn es für uns einen gewissen *Ausdruck aufweist*, *bedeutungsvoll* ist oder gar *attraktiv*. Wie viel entgeht unserer Wahrnehmung und ist damit für uns buchstäblich nicht existent, wenn es ausdruckslos ist, wenn es für uns ohne Bedeutung ist oder einfach nicht attraktiv. Die Forschung zur selektiven Wahrnehmung hat das (bzw. auch das Gegenteil) an unzähligen Beispielen belegt.

Affekte spielen für diese Gruppe der semantischen Wirklichkeitskriterien eine wesentliche Rolle, denn es sind u. a. die Affekte, welche den Bedeutungsgehalt und die Valenz eines Wahrnehmungsobjektes bestimmen; sie erhöhen die Aufmerksamkeit und binden die Wahrnehmung.

Für den hypnotischen Aufbau einer neuen Wirklichkeit in der Altersregression oder Zukunftsprogression bedeutet das: Wenn es gelungen ist, anhand der syntaktischen Wirklichkeitskriterien, also mit den Sinnen, ein erstes Objekt der Wahrnehmung – gewissermaßen formal – zu gestalten, so wird dieses dann umso wirklicher werden, je ausdrucksvoller es ist, je mehr es mit subjektiver Bedeutsamkeit ausgestattet wird und/oder je attraktiver es für den Patienten ist. Am einfachsten gelingt das über affektive Zuweisung, indem man nicht nur nach der Bedeutung fragt, sondern auch den Affekt evoziert, der damit verbunden ist. Bedeutung und Affekt machen die Form lebendig, beseelen die Objekte der Wahrnehmung und erwecken so die Wirklichkeit zum Leben.

Fragen hierzu wären beispielsweise „Was fühlen Sie jetzt? Wie geht es Ihnen damit? Was meinen Sie dazu?" und alle geeigneten Variationen.

Nahsinne und Fernsinne und ihre Beziehung zur affektiven Bedeutung

Ein nicht unbedeutender Ordnungsparameter zur Lenkung der affektiven Bedeutung ergibt sich aus der Frage, ob im therapeutischen Dialog eher die Nah- oder Fernsinne angesprochen werden sollen. Von der *visuellen* Sinnesmodalität kann der Affekt noch am ehesten abgespalten werden. Denken Sie daran, wie viele grausame Szenen Sie im Fernseher sehen, und dabei essen Sie z. B. mehr oder weniger ruhig weiter. Bei der *akustischen* Sinnesmodalität muss man schon unterscheiden zwischen bloßem Inhalt und der Art und Weise des Gesprochenen: neutral oder mit emotionaler Färbung der Stimme?

In Bezug auf unser Thema der affektiven Bedeutung gilt, dass alle Fragen nach *kinästhetischer* Wahrnehmung den Affekt stimulieren können, ebenso alle Fragen nach *olfaktorischer* oder *gustatorischer* Wahrnehmung. Eine Altersregression beispielsweise ist am leichtesten dadurch zu provozieren, dass man danach fragt, wie es bei der betreffenden Person früher gerochen hat, wenn man in die Wohnung oder ins Haus kam; oder wie jene Lieblingsspeise geschmeckt hat, die die Mutter früher ab und zu bereitet hat.

Aus dieser Einteilung in Fernsinne (visuell und akustisch) und Nahsinne (kinästhetisch, olfaktorisch, gustatorisch) ergibt sich die differenzielle Indikation der therapeutischen Anwendung: Wann immer eine Dissoziation des affektiven Erlebens nötig ist, beispielsweise bei allen unkontrolliert überschießenden Affekten in Angst- oder Traumatherapien[68], ist die strikte Beschränkung auf visuelle, allenfalls noch akustische Wahrnehmung nötig. Andererseits gilt natürlich auch, dass die Betonung der Nahsinne dann von Bedeutung ist, wenn die Dissoziation oder Unterdrückung eines Affektes als Teil der Störung deutlich ist und aufgehoben werden soll (vgl. Kasten 12).

Die semantische Ebene der Wirklichkeitskonstruktion ist wesentlich komplexer, schwieriger und unkalkulierbarer als die syntaktisch-formale. Es lassen sich hier weniger Regeln formulieren. Die semantische Konstruktion ist angewiesen auf die Kreativität des Therapeuten und auf die vorgefundenen Ressourcen der Patienten. Spezifische therapeutische Inhalte sind daher immer nur Cokreationen beider, von Therapeut und Patient gemeinsam.

12: Nah- und Fernsinne und ihre affektive Bedeutung – Hinweise für eine differenzielle Indikation

Sinnesmodalitäten (VAKOG)

visuell   **a**kustisch   **k**inästhetisch   **o**lfaktorisch   **g**ustatorisch

Fernsinne	*Nahsinne*
affektiv eher bedeutungslos	affektiv eher bedeutsam
geeignet zur Dissoziation	geeignet zur Assoziation (des Affektes)
Beobachterperspektive	Erlebensperspektive

Teil 2: Anwendung der Hypnotherapie

Als Beispiel für die sukzessive Umstrukturierung der subjektiven Wirklichkeit einer Panikpatientin mag das folgende dienen.

Fallbeispiel: Panikattacken nach „Operationsunfall"

Eine 29-jährige Hausfrau, Mutter von zwei Grundschulkindern, kam wegen Panikattacken klaustrophobischer Art in Therapie. Nach zwei Stunden Exploration erinnerte sie sich, dass sie diese Symptomatik seit einer Stirnhöhlenoperation vor ca. drei Jahren hatte; sie konnte aber keine näheren Zusammenhänge angeben, außer dass sie in diesem Zusammenhang immer an einen Verwandten denken müsse, dem Folgendes passiert sei: Nach einer Operation habe er eine kleine Stichnarbe über seinem Herzen festgestellt; ihm sei auch eine Art Traum eingefallen, den er während der Operation oder kurz danach gehabt habe, dass er sich nämlich von einer Position oberhalb der Tür aus auf dem Operationstisch liegen sah, während die Ärzte sich ganz hektisch um ihn bemühten. Auf seine direkte Frage hin habe ihm dann ein Arzt bestätigt, dass es einen Operationszwischenfall gegeben habe und dass er reanimiert werden musste.

Die Patientin war gut hypnotisierbar, was mir sehr bald erlaubte, ihr Unbewusstes zu „befragen", ob es einen Zusammenhang gebe zwischen ihrer Stirnhöhlenoperation und den nachfolgenden Panikattacken. Die „Ja-Hand" ging hoch (ideomotorische Reaktion), und so fuhr ich fort, dass ihr Unbewusstes ihr nun weitere Einzelheiten mitteilen werde, falls die Ja-Hand weiter hochgehe. Das tat sie, und nach einiger Zeit berichtete die Patientin, dass sie sich nun am Abend vor der Operation im Krankenhaus allein in ihrem Zimmer befinde und dass sie furchtbare, unerklärliche Angst habe. Ich bat sie nun, sich von ihrem Körper zu lösen und sich so weit zu entfernen, dass sie diese ängstliche Frau in ihrem Bett in aller Ruhe betrachten und sich Gedanken über sie machen könne (Einnehmen der Beobachterperspektive). Mit dieser Beobachterin, die so weit entfernt war, dass sie sich außerhalb des Zimmers draußen im Gang befand, besprach ich nun in etwa Folgendes: Das ist jetzt eine ganz dumme Sache, diese Frau im Bett hat furchtbare Angst vor der Operation, weil sie befürchtet, dass ihr das Gleiche passiert wie ihrem Verwandten. Da muss man zu ihr hingehen, sie aufklären und beruhigen. Ob sie sich das zutraue, wenn ich dabei bin und nun mit ihr ins Zimmer zurückgehe? Ja, sie traute es sich zu, wir gingen ins Zimmer, und sie setzte

5. Hypnose und die Konstruktion von Wirklichkeit

sich zu der Frau ans Bett, nahm ihre Hand und sprach, z. T. unter meiner Anleitung, beruhigend auf sie ein: dass es extrem unwahrscheinlich sei, dass ihr so etwas Ähnliches wie ihrem Verwandten passiere, dass sie deshalb ganz ruhig sein könne etc.

In weiteren Sitzungen in Altersregression erinnerte sie sich zudem daran, dass sie am nächsten Morgen auf die Beruhigungstabletten paradox reagierte und unter panischen Angstgefühlen, jedoch bei erschlaffter Muskulatur in den OP geschoben wurde. Auch hier griff sie als Beobachterin zusammen mit mir ein, und wir „erklärten" der armen Frau auf der Liege, dass das jetzt leider wieder eine ganz blöde Situation sei, weil sie offensichtlich paradox auf Medikamente reagiere. Aber sie könne ganz ruhig sein, denn das sei „nur" eine körperliche Reaktion, künstlich durch das Medikament provoziert. Es fühle sich wie Angst an, weil alle entsprechenden körperlichen Anzeichen vorhanden seien; am besten löse sie sich wieder von ihrem Körper, damit sie alles richtig verstehen und ruhig werden könne.

Schließlich wurde in mehreren Sitzungen Stück für Stück „rekonstruiert", dass sie während der Operation aufgewacht war, zwar keine Schmerzen hatte, aber ein sehr unangenehmes Gefühl, denn sie konnte sich nicht rühren, spürte den Tubus im Hals, sah nichts und hörte undeutliche Stimmen, ohne etwas zu verstehen. Bevor sie nun panisch werden konnte, griff ich aktiv ein und erklärte, dass das jetzt wirklich eine saublöde Situation sei und sie wirklich zu bedauern sei, denn was so extrem selten geschieht, müsse nun ausgerechnet ihr passieren. Gerade deshalb müsse sie nun ganz sorgfältig auf meine Worte hören und peinlich genau allen meinen Anweisungen folgen, denn sie wisse nur zu gut, dass sie ansonsten panisch werden könne. Also, sie müsse nun ihren ganzen Körper tief einschlafen lassen, tief und ruhig ihren ganzen Körper einschlafen lassen, damit sie sich mit ihrem Geist völlig von ihrem Körper lösen könne, so weit von ihrem Körper lösen, dass sie weit genug über ihm schweben, auf ihn herabsehen und erkennen könne, was da vor sich gehe, wie ihr Körper auf dem Operationstisch liege, die Ärzte um sie herumstünden und ihre Arbeit täten und niemand bemerke, dass sie aufgewacht sei, weil sie alle so in ihre Arbeit vertieft seien, dass sie nichts anderes bemerken können. Nur sie selbst bzw. nur ihr Geist wisse, dass sie wach ist und wahrscheinlich gleich Angst bekomme. Deshalb müsse sie nun wieder näher kommen und beruhigend mit ihr sprechen, am besten ihre Hand nehmen wie gestern Abend im Zimmer, und ganz liebevoll, sicher und ruhig mit ihr reden, dass alles in Ordnung sei, dass sie keine Schmerzen spüre, nur so ein blödes Gefühl, dass aber alles gleich vorbei sei, dass sie noch etwas geduldig sein solle, dass sie sich – wenn es zu lange dauern sollte – Gedanken machen solle über Dinge, über die sie sonst nie nachdenke, dass ich bei ihr sei, und sie vielleicht ihre Hand streicheln solle. Wenn sie jetzt spüre, dass ihre Hand gestreichelt werde, dann hebe diese sich ganz von alleine (ideomotorisch) und dann wisse sie, dass alles in Ordnung sei, dass sie warten könne, ruhig sein könne, dass sie nun etwas ganz Neues lernen könne, ganz ruhig warten, bis alles vorbei sei ...

Ihre linke Hand hob sich etwas, sie blieb sichtbar ruhig und bestätigte das auch jeweils nach den Trancesitzungen.

Mehrfach haben wir diese Szene in verschiedenen Sitzungen durchgespielt; davor und danach, nicht nur während der Trance selbst, gab ich als Therapeut immer wieder Informationen und Erklärungen. In diesen Vor- und Nachbesprechungen wurde immer wieder auch vorsichtig thematisiert, dass einiges dafürspreche, dass alles tatsächlich so gewesen sei, wie sie sich nun erinnert habe, dass wir das aber nicht wirklich wüssten. Es könne ja auch sein, dass nur Teile davon der historischen Wahrheit entsprächen und andere hinzuimaginiert worden seien, damit das Ganze einen Sinn erhalte. Das mache aber letztlich keinen Unterschied, denn so funktionierten wir Menschen nun mal. Dem konnte sie gut zustimmen, weil im Verlauf der Stunden ihre Panikanfälle immer seltener wurden und schließlich ganz verschwanden. Nach 17 Stunden waren sie Vergangenheit und blieben es auch nach einem Jahr, wie die Katamnese ergab.

Es findet sich in der Literatur eine Reihe von Beispielen, die über eine Neukonstruktion der Vergangenheit die Umstrukturierung der gegenwärtigen Wirklichkeit eindrucksvoll belegen, beispielsweise bei Ericksons Februarmann[69] oder in den noch folgenden Fallbeispielen dieses Buches. In jedem Fall spielt aber auch die dritte Kriteriengruppe eine entscheidende Rolle:

3. Pragmatische Wirklichkeitskriterien: Handlung und Interaktion

Man muss sich ab und zu daran erinnern, dass Erickson seine Patienten nicht nur einfach hypnotisiert, sondern in vielen Fällen auch zu Handlungen und Interaktionen veranlasst hat. Die handelnde und interaktive Auseinandersetzung mit der belebten und unbelebten Umwelt bzw. die präzise Anleitung dazu ge-

5. Hypnose und die Konstruktion von Wirklichkeit

hört bei vielen Patienten zu einer effektiven Therapie – nicht nur in der Verhaltenstherapie –, denn nur durch Handlung und Interaktion nehmen wir aktiven Einfluss auf unsere Wirklichkeit.

Merke

> Je eher mit dem als bedeutungsvoll wahrgenommenen Objekt in der hypnotisch halluzinierten Szene eine Handlung vollzogen werden kann, je mehr mit ihm – wenn es sich um eine Person handelt – interagiert werden kann, als umso wirklicher wird es bzw. die Person erfahren.

Im Einzelnen sind hierbei folgende Punkte von Bedeutung:

a) Wirkung: Ein Objekt wird umso eher als wirklich angesehen, je mehr Wirkung von ihm ausgeht oder je mehr es selbst Wirkung zeigt, d. h. je eher es in einem wahrgenommenen Ursache-Wirkungs-Zusammenhang steht – hierauf hat u. a. schon Albert Bandura 1977 hingewiesen.[70] Fragen hierzu wären: „Und – was geschieht? Tut sich etwas?"

b) Begreifbarkeit: Je eher ein Wahrnehmungsobjekt in die Hand genommen werden kann, Teil einer Handlung ist oder auch der Handlung Widerstand entgegengesetzt, als umso wirklicher wird es erlebt; Jean Piaget beispielsweise hat 1975 ausführlich beschrieben, wie ein Kind die Wirklichkeit u. a. über sein Tun erfährt.[71] Fragen hierzu wären: „Können Sie es bzw. ihn bzw. sie anfassen, berühren, etwas tun?"

c) Antizipierbarkeit: Es ist ein großer Unterschied in der Wirklichkeitserfahrung eines Ereignisses, ob man dieses vorhersehen bzw. vorhersagen kann oder nicht. Eine Frage hierzu wäre: „Was *wird* wohl geschehen?"

d) Intersubjektivität: Je mehr Personen ein Objekt wahrgenommen haben oder an einem Ereignis beteiligt waren, als umso wirklicher wird es erlebt. Das zeigt sich beispielsweise darin, dass sich hypnotische Phänomene leichter induzieren lassen, wenn mehrere Personen anwesend sind. Nicht zufällig haben Liébeault, Charcot, Wetterstrand oder der späte Erickson vorzugsweise hypnotische Einzelbehandlungen *in Gruppen* vorgenommen. Das bedeutet, dass sich wenigstens der Therapeut oder die Therapeutin zusammen mit dem Patienten in der hypnotischen Szene aufhalten sollte.

Dies wird vermittelt durch empathische Bemerkungen wie z. B.: „Ja, jetzt kann ich es auch sehen. Aha, das ist also die Stimme. Hm, das fühlt sich tatsächlich (so oder so) an. Etc." Die einfachste Form der Empathie ist in diesem Zusammenhang das wörtliche Widerspiegeln von Patientenaussagen, beispielsweise:

Pat.: *Ich sehe meine Mutter, wie sie dies oder jenes macht ...*
Th.: *Sie sehen Ihre Mutter, Ihre Mutter macht dies oder jenes?*
Pat.: *Ja, sie kommt auf mich zu und lächelt mich an ...*
Th.: *Sie kommt auf Sie zu, Sie lächelt Sie an?*

Für unser Beispiel der Altersregression bedeutet das, dass wir die Patienten dazu veranlassen müssen, mit dem hypnotisch wahrgenommenen Objekt etwas zu tun, es zu berühren oder, wenn möglich, buchstäblich in die Hand zu nehmen, mit einer hypnotisch halluzinierten Person aktiv Kontakt aufzunehmen, mit ihr zu sprechen, sich mit ihr auseinander zu setzen, sich von ihr zu distanzieren, andere Personen inklusive Therapeuten um Hilfe zu bitten etc., eben all das zu tun, was man mit einem wirklichen Objekt bzw. einer wirklichen Person auch tun würde (oder aus therapeutischer Sicht tun sollte). In nicht wenigen Fällen ist es nötig, dass mit den Patienten ganz explizite verhaltenstherapeutische Übungen durchgeführt werden (vgl. Kasten 13).

> **13: Hypnotherapie und Verhaltenstherapie**
>
> Patienten, die ausdrücklich Hypnose wünschen, müssen sich manchmal von ihren Therapeuten die Frage gefallen lassen, was sie mit der Hypnose zu vermeiden suchen. Gemeint ist die Konfrontation mit bestimmten Gegebenheiten des täglichen Lebens oder mit bestimmten Tätigkeiten und Handlungen, die unlust- oder angstbesetzt sind

und deshalb vermieden werden. In keiner Therapie, auch nicht in der Hypnotherapie, werden Fortschritte erzielt, wenn der Therapeut zu lange ein solches Vermeidungsverhalten toleriert. Milton Erickson war nicht nur dafür berühmt, dass er Hypnose sehr effektiv einzusetzen verstand; er war insbesondere auch berüchtigt, weil er seinen Patienten und Patientinnen z. T. haarsträubende Verhaltens- und Hausaufgaben auftrug[72], ähnlich wie später Verhaltenstherapeuten. Hypnotherapie ericksonscher Prägung kann also nicht verstanden werden als rein imaginatives Verfahren, sondern fordert von vielen Patienten, dass sie auch ganz konkrete Dinge tun, die sie bislang mit oder ohne „Hilfe" ihrer Symptomatik erfolgreich vermieden haben.

Eine bestimmte Handlungskompetenz ist in manchen Fällen überhaupt erst die Voraussetzung dafür, dass sich auf der Ebene des Erlebens etwas verändern kann, insbesondere dann, wenn es sich um starke Affekte handelt. Dies ist einer der Gründe, warum im Phasenmodell der Traumatherapie nach Pierre Janet die Symptomkontrolle und Stabilisierung an erster Stelle steht, noch vor der Traumabearbeitung. Ausgesprochen verhaltenstherapeutische Aufgaben können in dieser Phase von großem Nutzen sein, wie das folgende Beispiel zeigt.

Fallbeispiel: Sexueller Missbrauch

Eine erwachsene Patientin, eher ungepflegt in ihrer Erscheinung, erzählte nach einigen Stunden ohne großen Affekt, dass ihr Vater sie in der Pubertät über einen Zeitraum von ca. zwei Jahren sexuell missbraucht hatte. Einige Stunden danach berichtete sie in Trance, dass sie damals neben Scham und Angst auch manchmal sexuelle Empfindungen hatte. Damit war auch ihre komplexe Symptomatik besser verständlich: Neurodermitis, extreme Minderwertigkeitsgefühle, panische Angst vor Männern, häufiger Berufswechsel sowie Ekelgefühle und Vaginismus beim Verkehr mit ihrem Mann. Ungefähr ein Jahr lang in der Therapie hatte sie eine Quasiamnesie für dieses quälende Geheimnis und „verweigerte" gewissermaßen jede weitere Trance. Nach wie vor sprach sie jedoch immer wieder mit Abscheu von dem, was ihr Vater ihr angetan hatte. So verlegten wir unsere therapeutische Arbeit ganz auf „Äußerlichkeiten". Mit der aktiven Hilfe ihres Mannes, ihrer Freundinnen und auch in Eigenregie lernte sie, sich zu schminken und sich vorteilhaft zu kleiden. Sie besuchte Abendkurse zur beruflichen Weiterbildung und erfüllte schlussendlich auch jene gefürchteten „verhaltenstherapeutischen" Hausaufgaben, nämlich alleine in ein Lokal zu gehen und von sich aus Männer anzusprechen. Nachdem sie sich zuvor ihrem Mann gegenüber geradezu unterwürfig verhalten hatte, lernte sie nun, sich mit ihm auseinander zu setzen, ihre Meinung zu sagen und zu verfolgen. Daraufhin verbesserte sich die sexuelle Beziehung zu ihrem Mann, ihre berufliche Kompetenz wuchs, und sie erreichte eine bessere berufliche Stellung. Kurz und gut, ein ganzes Jahr lang mit niederfrequenter Sitzungszahl, d. h. alle zwei bis drei Wochen eine Stunde, arbeitete sie aktiv daran, ihre persönliche, soziale und berufliche Kompetenz zu verbessern. Erst danach brachte sie von sich aus die Sprache wieder auf die sexuellen Gefühle während des damaligen Inzestes. Sie meinte, sie habe es zwar die ganze Zeit gewusst, dieses Wissen aber im hintersten Winkel ihres Bewusstseins eingeschlossen. Nun erst könne sie, wenn auch immer noch mit Mühe, darüber reden. Und jetzt erst verschwanden ihre Ekzeme und letztlich auch die Panik im Umgang mit Männern, die sie durch das Selbstsicherheitstraining zuvor nur zu beherrschen gelernt hatte. Und jetzt erst war wieder Trancearbeit möglich, in der sie sowohl den Inzest nochmals therapeutisch bearbeiten als auch Perspektiven für ihre weitere Zukunft finden konnte.

Die Therapeuten, die mit traumatisierten Patienten und Patientinnen arbeiten, betonen eindringlich, wie wichtig es ist, eine möglichst klare Erinnerung an die traumatischen Ereignisse herzustellen und sie in Form einer konsekutiven Geschichte erzählbar zu machen[73]: Was ist wann, mit wem und wie genau passiert? Unter Umständen sollte sogar Kontakt mit dem Aggressor aufgenommen werden[74]. Vor dem Hintergrund der angeführten Kriterien zur Konstruktion von Wirklichkeit hat das eine ganz pragmatische Relevanz: Nur dann ist die Neubewertung eines Ereignisses oder einer Person möglich, wenn ich ganz wörtlich meine Sinne wieder benutze, um zu sehen, zu hören und (wieder) zu spüren, was geschehen ist. Dann kann ich in Kontakt, in Interaktion treten und – zumindest innerlich oder nachträglich – anfangen zu handeln. Wirklichkeit verändert sich durch Aktion und Interaktion; dafür bzw. davor aber muss ich zunächst das sehen, hören und fühlen, was Bedeutung bekommen hat und mit Affekten besetzt ist. Anderseits aber kann ich erst in dem Maße beginnen, eine traumatische Wirklichkeit detailliert wahrzunehmen und ihre zerstörerische Bedeutung zu begreifen, wie ich zu einer sinnvollen Handlung fähig bin. Wahrnehmung, Bedeutung und Handlung bedingen sich gegenseitig und tragen gemeinsam dazu bei, dass wir unsere Wirklichkeit als sinnvoll wahrnehmen und in ihr so effektiv handeln können, dass wir unser Leben als sinnvoll begreifen.

Implikationen

Wenn wir die Wirklichkeit nicht als etwas Objektives, von uns als Person Unabhängiges wahrnehmen können, dann ist das herkömmliche *Suggestionsmodell à la Bernheim*[75] von 1888 sinnvollerweise nicht anwendbar. Dieses Suggestionsmodell entspricht am ehesten noch dem Informationsverarbeitungsmodell mit seiner Annahme, dass der suggestive Stimulus zumindest semantisch oder sogar ikonologisch verstanden und in der Reaktion adäquat umgesetzt werden kann. Vorraussetzung hierfür wäre aber semantische Offenheit des kognitiven Systems, welche es in der radikalkonstruktivistischen Vorstellung nicht gibt. Bernheims physiologische Modellvorstellungen besagen beispielsweise, dass durch Suggestionen auf den entsprechenden Projektionsflächen der Hirnrinde sensorisch afferente mit motorisch efferenten Bahnen reflexhaft kurzgeschlossen werden könnten. Er nannte das *ideodynamische Reflexerregbarkeit*.

Radikalkonstruktivistischen Vorstellungen entspricht eher ein *Rapportmodell der Hypnose*[76]. Es besagt:

1. Menschen als selbstorganisierende Systeme sind semantisch geschlossene Systeme und deshalb nur energetisch beeinflussbar. Es können daher keine Bedeutungen, keine Inhalte ausgetauscht werden, sondern nur stimulierende Reize.

2. Jede heterosuggestive Stimulation kann daher nur autosuggestiv mit Bedeutung versehen werden. Mit anderen Worten, wir wissen per definitionem nie, wie ein Patient unsere – noch so gut gemeinte – Suggestion inhaltlich interpretiert.
3. Es ist deshalb wichtig, die Bedeutung einer gegebenen Suggestion mit dem Patienten gemeinsam festzulegen, den Wirklichkeitsgehalt der Suggestion gemeinsam zu konstruieren.
4. Aus diesem Grund ist eine enge und vertrauensvolle therapeutische Beziehung nötig, die wir in der Hypnose traditionellerweise Rapport nennen.
5. Dieser Rapport ist umso wichtiger, als man – vor dem Hintergrund der semantischen Geschlossenheit des kognitiven Systems – jede Suggestion nur als eine energetische Verstörung des Systems verstehen kann.
6. Durch diese heterosuggestiv angeregte Verstörung des Systems wird eine Art Phasenübergang erzeugt und damit die Notwendigkeit erzwungen, einen neuen Ordnungszustand zu finden, einen neuen Attraktor zu bilden, der semantisch durch den Therapeuten allein nicht bestimmt, sondern nur in enger Kooperation mit dem Patienten erzeugt werden kann[77]. Die Konstruktion einer neuen Wirklichkeit für den Patienten ist daher immer nur eine Cokreation auf der Basis einer engen Kooperation.

6. Konstruktion von Wirklichkeit: Altersregression

Für viele der Fälle, in denen Patienten keine symptomorientierten therapeutischen Forschritte in der Gegenwart erzielen und auch keine positive Zukunftsperspektive entwickeln können, weil sie unter der Last einer extrem problematischen Vergangenheit leiden, ist hypnotische Altersregression mit der Möglichkeit der Neukonstruktion der Vergangenheit eine durchaus erwägenswerte Option. Die kognitive Einsicht – also das rationale Verstehen pathologischer Situationen in der eigenen Biografie („Faktenwissen") – mag zwar manchmal hilfreich sein, denn auch hierdurch können schon Bedeutungen verändert werden; das prozedurale Gedächtnis („Erfahrungswissen") muss dabei aber nicht notwendigerweise eine erfahrungs- und handlungsrelevante Veränderung erfahren haben. Das heißt, in vielen Fällen kommt es darauf an, dass das Erfahrungswissen einer Person nachhaltig verändert wird. Der Zustand der hypnotischen Trance ist hilfreich, um via Altersregressionen neue Wirklichkeiten in der Vergangenheit erfahrbar zu machen und damit die Gegenwart und Zukunft zu ändern.

Die oben angeführten Kriterien zur Konstruktion von Wirklichkeit können gut als Leitlinien zur absichtlich intendierten, *stimulusgeleiteten* Induktion einer Altersregression dienen. Man kann mit der allgemeinen Frage beginnen:

„Womit bzw. wie beginnen Sie, sich zu erinnern?"

Im Sinne von Pacing sollte nun zuerst in der Sinnesmodalität (visuell, akustisch etc.) exploriert werden, mit der die Erinnerung beginnt, bevor auch andere Modalitäten abgefragt werden, z. B.:

„Und während Sie das so und so sehen (visuelle Qualitäten), *was können Sie dabei hören? Achten Sie nicht so sehr auf den Inhalt, sondern (z. B.) auf die Stimme selbst, auf den Ton oder Klang der Stimme, wessen Stimme es ist etc.?"* (Fragen nach den akustischen Qualitäten).

Wenn es sich *nicht* um eine schwere traumatische Erinnerung handelt, können nun auch Fragen nach den anderen Sinnesmodalitäten und solche nach der affektiven Bedeutung folgen, wie z. B.:

„Vielleicht ist da auch ein bestimmter Geruch, oder Sie haben einen besonderen Geschmack auf der Zunge? ... Wie geht es Ihnen damit, was ist das für ein Gefühl?"

Von dieser stimulusgeleiteten kann man die *reaktionsgeleitete* Altersregression unterscheiden, die durch den amerikanischen Begründer der Ego-State-Therapie[78] John Watkins unter dem Begriff *Affektbrücke*[79] in die Hypnoseliteratur eingegangen ist. Gemeint ist das Aufgreifen eines bestimmten Affektes, der aus der aktuellen Situation heraus nicht verstehbar ist, und seine Verstärkung und Rückführung in die passende Situation aus der Vergangenheit, z. B.:

„Lassen Sie nun das Gefühl stärker werden, deutlicher und größer, sodass es nur dieses eine Gefühl gibt, dass nur dieses eine Gefühl all Ihre Wahrnehmung ausfüllt, und Sie beginnen nun, mit diesem Gefühl zurückzugehen in Ihrem Leben, immer weiter zurück und lassen sich nur von diesem Gefühl leiten, über die Zeit hinweg zurück bis genau dorthin, wo dieses Gefühl seinen Anfang nahm ... Wo sind Sie jetzt?" Oder: *„Lassen Sie nun das Gefühl stärker werden, sodass es eine Art Brücke bilden kann, eine Gefühlsbrücke, deutlich und stark, über welche Sie in Ihre Vergangenheit zurückgehen genau dorthin, wo dieses Gefühl seinen Anfang nahm ... Wo sind Sie jetzt?"*

Therapeutische Führung in der Altersregression

Es wurde oben schon darauf hingewiesen, dass es in Bezug auf die affektive Bedeutung nicht beliebig ist, über welche Sinnesmodalität die Altersregression eingeleitet und geführt wird. Wenn die Gefahr besteht, dass traumatische Affekte in überwältigender Weise einschießen und damit eine bloß affektive Erinnerung bewirken, die lediglich retraumatisiert, sollte eine sichere *Beobachterposition* gesucht werden, von der aus die kinästhetischen (olfaktorischen oder gustatorischen) Anteile dissoziiert sind und durch die nur mehr die Fernsinne, Augen und Ohren, angesprochen werden, etwa:

„Nun lassen Sie Ihren Körper vom Hals abwärts einschlafen, sodass Ihr Körper vom Hals abwärts während der nächsten zehn bis 20 Minuten ruhig und tief schlafen kann, während Sie mit Ihren Augen beobachten, wie weit Sie sich von jener Szene entfernen müssen, um ruhig und sorgfältig hinschauen zu können. Suchen Sie sich eine Position aus, die geeignet ist, ganz ruhig alles zu betrachten. Von wo aus können Sie am besten hinsehen?"

Letztere Frage zielt auf die genaue Position im Raum und die exakte Perspektive, wie z. B. *„20 Meter entfernt, von rechts oben"* oder *„von ganz oben, aus der Vogelperspektive"*. Die Imagination technischer Hilfsmittel, wie z. B. eines Videorekorders oder einer Filmleinwand, speziell bei der Behandlung von posttraumatischen und Angststörungen ist von Gisela Perren-Klingler ausführlich beschrieben worden.[80]

Über die Fernsinne soll so zunächst ein szenisches Verständnis dafür erworben werden, die biografische Geschichte für die betreffenden Zeitabschnitte inhaltlich so gut wie möglich zu rekonstruieren, für die keine oder eine nur unvollständige narrative Erinnerung vorliegt.

Bevor es nun zu einer affektiven Wiederannäherung bzw. Reassoziation kommt, ist es in manchen Fällen notwendig, konstruktiv einzugreifen und Ressourcen zur Verfügung zu stellen, welche damals nicht vorhanden waren oder nicht genutzt werden konnten. Das ist die eigentliche *bedeutungsverändernde Neukonstruktion der Vergangenheit*. Ich bevorzuge dabei die folgende Rangfolge in der Einführung von Ressourcen:

1. An erster Stelle sollte versucht werden, dass der Patient aus heutiger Sicht, mit seinen heutigen Möglichkeiten dem kleinen Kind von damals zu Hilfe kommt. Hierzu ist eine stabile Dissoziation der Beobachter- von der Erlebensperspektive nötig, damit Therapeut und Patient zusammen beraten können, welche Hilfe gegeben werden kann, z. B.:

„Nun lassen Sie sich bitte Zeit, damit wir zwei in Ruhe überlegen können, was das kleine Kind im Moment bräuchte und wie Sie ihm von heute aus helfen können, mit allem, was Sie seit damals gelernt haben, was Sie heute verstehen und was das Kind damals nicht wusste ..."

2. Wenn das nicht möglich ist, hilft vielleicht die Frage nach Hilfspersonen in der damaligen Situation weiter:

„Wer hätte dir damals beistehen können, wen gab es noch, der dir wohlgesonnen war und dir nun Hilfe bringen kann ..."

(Zu beachten sind hier das regressionsadäquate „Du" und die sukzessive Veränderung der Zeiten vom Imperfekt zum Präsens, von *war* zu *ist*.)

3. Wenn auch so niemand auftaucht oder behilflich ist, dann sollte des Weiteren der Versuch der Symbolisierung gewählt werden. Früher waren da die Schutzengel, manchmal sind sie auch heute noch da. Es können aber auch Übergangsobjekte eingeführt werden, wie z. B. Tiere oder die Figur der bzw. des alten Weisen in der Höhle oder schlussendlich auch die Figur des eigenen weisen und hilfreichen Unbewussten als „therapeutisches Tertium":

„Überlasse es nun deinem Unbewussten, einen Weg zu finden, wie man diesem kleinen Kind helfen kann ..."

4. Wenn auch das nicht möglich ist, also keine Ressourcen innerhalb des Patienten gefunden oder benutzt werden können, erst dann ist zu überlegen, inwieweit sich der Therapeut bzw. die Therapeutin selbst einbringen kann, wie es in den Fallgeschichten von Erickson (*Der Februarmann*, Erickson u. Rossi 1991) oder in der eigenen Fallgeschichte unten zum Ausdruck kommt.

Mit dem Schema der Wirklichkeitskriterien als Leitlinie kann nun überprüft werden, welche Elemente zu viel oder zu intensiv vorhanden sind, welche völlig oder teilweise fehlen oder verzerrt sind:

- Werden die *Sinnesmodalitäten* situationsadäquat benutzt? Welche Modalität fehlt, obwohl sie hilfreich wäre? Welche Modalität ist überdeutlich präsent, obwohl sie hindert?
- Findet eine aktive *Handlung und Interaktion* statt, oder ist der Patient als Kind hilflos und passiv einem ichdystonen Geschehen ausgeliefert? Welche Aktion bzw. Interaktion wäre nötig? Wie kann sie initiiert werden?
- Wie wird die Situation bewertet? Ist eine andere *Bedeutung*sgebung möglich? Wodurch kann sie initiiert werden, durch eine Veränderung auf der Ebene der Sinnesmodalitäten („Schau genau hin!", „Horch hin?") oder durch eine Veränderung auf der Ebene der Handlung und Interaktion?

Erst wenn so aktives Coping möglich geworden ist, empfiehlt sich – wenn überhaupt – der Versuch einer Reassoziation des Affektes:

„Nun versuchen Sie zu fühlen, wie es dem kleinen Jungen bzw. Mädchen jetzt geht. Vielleicht können Sie sich mit dem Gefühl jetzt wieder mehr und mehr annähern und wieder lernen zu spüren, dass man auch anders empfinden kann ..."

Hypnoprojektive Techniken nach Erika Fromm

Erika Fromm und ihre Mitarbeiter haben eine Reihe von hypnoprojektiven Techniken beschrieben, welche dem Aufdecken unbewusster Bedeutungen dienen und deshalb auch in der hypnotischen Altersregression sehr gut angewandt werden können.[81]

- Der Patient soll sich vorstellen, dass er auf dem Dachboden ein *altes Bild* findet, welches im Laufe der Zeit immer wieder übermalt wurde und nun zudem mit Staub und Spinnweben bedeckt ist. Die Aufgabe besteht darin, das Bild langsam und sorgfältig zu säubern und dann Schicht um Schicht die Übermalungen abzutragen und so die Entstehungsgeschichte in die Vergangenheit zurückzuverfolgen.
- Bei der *Theatertechnik* soll sich der Patient vorstellen, wie er entspannt und neugierig im Sessel eines Theaters (heute vielleicht Kino oder vor dem Fernseher) sitzt, wie sich der Vorhang hebt und ein Stück beginnt, in welchem er eine bestimmte Szene oder Phase seiner Vergangenheit wieder erkennt.
- Bei der *Imagination einer Wolke* soll der Patient beobachten, wie eine vorgestellte Wolke am Himmel sich in Form und Farbe so verändert, bis sich daraus langsam Szenen und Gestalten seiner Vergangenheit entwickeln.
- Der Patient soll sich vorstellen, wie er eine Hand voll *Zahlen und Buchstaben* in die Luft wirft, welche sich beim Herunterfallen zu bedeutungsvollen Jahreszahlen und Wörtern formen.

Und schließlich kann man das Symbol der *drei Türen* benutzen, vor denen der Patient steht und weiß, dass hinter einer jeden ein bestimmter Zeitabschnitt seiner Vergangenheit liegt. Er lässt nun sein Unbewusstes entscheiden, auf welche Tür er zugeht, um sie zu öffnen und einzutreten.

Man beachte, dass all diese Techniken den Patienten zunächst in eine Beobachterposition versetzen, in der er verbleiben kann, wenn es die Situation erfordert. Sie gewähren alle auch Sicherheit – dass sich beispielsweise eine Tür nicht öffnen lässt, dass sich der Theatervorhang abrupt schließt oder sich erst gar nicht öffnet etc.

6. Konstruktion von Wirklichkeit: Altersregression

Sicherheitsmaßnahmen

Drei Maßnahmen zur Sicherheit sind für eine Altersregression notwendig, sei sie nun bewusst initiiert oder als spontan eintretendes Ereignis zu erwarten:

1. Die Metapher des *sicheren Ortes* muss schon vor der Altersregression für den Patienten eine erfahrbare Wirklichkeit geworden sein, also hohen Evidenzcharakter besitzen. Diese Erfahrung muss so gut eingeübt sein, dass sich der Patient auch unter schwierigen Bedingungen an diesen Ort zurückziehen kann.
2. Es müssen *Amnesietechniken*[82] angewandt werden können, damit man den Patienten aus einer schwierigen, eventuell traumatisierenden Regressionssituation wieder herausführen und am Ende der Stunde gefahrlos auf die Straße und nach Hause entlassen kann, auch wenn die Situation in der Regression noch nicht abgeschlossen oder noch nicht befriedigend aufgearbeitet worden ist.
3. Es muss ein *stabiler Rapport* bestehen als Grundlage für die therapeutische Führung in der Altersregression. Aufgrund des hohen Evidenzcharakters, den das Erleben in einer hypnotischen Altersregression annehmen kann, in der Patienten oder Patientinnen sich dann wirklich wieder hilflos wie kleine Kinder fühlen, ist manchmal eine aktive Führung durch den Therapeuten bzw. die Therapeutin nötig. Das bedeutet, er oder sie muss bereit sein, für die Zeit der Altersregression die Verantwortung und somit protektive, eventuell parentale Funktionen zu übernehmen.

Kontraindikationen

Es gelten zunächst grundsätzlich die gleichen Kontraindikationen wie für Hypnose allgemein. Insbesondere sollte von einer Altersregression Abstand genommen werden, wenn eben erwähnte Sicherheiten nicht gegeben sind und wenn der Patient die grundsätzliche Konstruktivität der Altersregression nicht akzeptiert und etwa gerichtlich verwertbare, historische Wahrheiten finden will.

Indikationen

Hypnotische Altersregression ist in der *Explorationsphase* einer Therapie angebracht, wenn sich Patienten nicht an die relevanten Informationen erinnern, die die Ätiologie einer Störung erklären; das betrifft Informationen sowohl aus dem deklarativen wie aus dem prozeduralen Gedächtnis.

In der eigentlichen *Therapiephase* ist Altersregression dann von Nutzen, wenn offensichtlich ist, dass unbewusste Konflikte, maladaptive Glaubenssätze oder sonstige Wirklichkeitsrepräsentationen der Vergangenheit alle therapeutischen Bemühungen in der Gegenwart behindern oder gar unmöglich machen; d. h., ehe in der Gegenwart etwas verändert werden kann, müssen bestimmte Parameter der vergangenen Wirklichkeit korrigiert und der heutigen Situation angepasst werden; das ist dann Aufgabe der hypnotischen Neukonstruktion der Vergangenheit. Das bedeutet aber, dass hypnotische Altersregression nur die Ultima Ratio ist für all die Fälle, bei denen die Arbeit auf den Ebenen der Gegenwart und der Zukunft nicht zum Ziele führt.

Ein ganz wesentlicher Aspekt des konstruktiven Prinzips der Hypnotherapie wird deutlich, wenn man im Zusammenhang mit der Altersregression die Möglichkeit der „Neukonstruktion der Vergangenheit" betrachtet, die bei manchen, nicht allen Patienten und Patientinnen möglich ist. Es handelt sich also um einen nachträglichen Erwerb von Wissen und Einsichten, eine nachträgliche Korrektur oder Modulation von Affekten oder ein nachträgliches Handeln, das in der damaligen Situation nicht möglich gewesen war – aber so, als würde es tatsächlich in der Originalsituation stattfinden. Bildhaft gesprochen, geht der Patient oder die Patientin mit dem Therapeuten in ei-

6. Konstruktion von Wirklichkeit: Altersregression

ner hypnotischen Altersregression zurück in die eine oder andere Situation der Vergangenheit, exploriert die Gegebenheiten, sucht nach Ressourcen und bemüht sich, eine Lösung zu finden, wo damals keine war. Rational gesprochen, handelt es sich um eine Veränderung der heutigen Repräsentationen der Vergangenheit. Subjektiv bedeutet dies oft eine dramatische Veränderung der konkreten Wirklichkeit eines Menschen, denn die Wirklichkeit schaffenden und die überzeugenden Qualitäten der hypnotischen Trance, die bei der Suche nach der historischen Wahrheit behindern, sind hier geradezu erwünscht.

Fallgeschichte: Die „Bestrafung" des Kindermädchens

Als Beispiel für eine „Neukonstruktion der Vergangenheit" soll die Behandlung einer 35-jährigen Frau beschrieben werden, welche wegen Fettsucht in Behandlung kam. Ich empfand sie nicht wirklich als fett, vielleicht etwas mollig, mit einer guten Portion „Babyspeck" am Körper. Die Exploration erbrachte erst nach und nach, dass sie sich seit Jahren ausschließlich von Schokolade, Kuchen, Torten und anderen Süßigkeiten ernährte. Zudem war sie extrem sparsam, ohne das jedoch so zu empfinden; sie hatte sich z. B. abgewöhnt, ihr Zimmer im Winter zu heizen. Wenn sie von der Arbeit nach Hause kam, legte sie sich ins Bett, las Bücher und aß nebenher Süßigkeiten. Ihre sozialen Kontakte waren auf ein Minimum beschränkt, und obwohl sie sich danach sehnte, war sie noch nie mit einem Mann befreundet gewesen.

Nach einer Tranceinduktion fragte ich sie nach dem wirklichen Grund ihrer ungewöhnlichen Ess- und Lebensgewohnheiten. In einer spontanen Altersregression antwortete sie mir mit der Stimme eines kleinen Mädchens, sie sei mit einem großen Stück Kuchen in ihrem Zimmer eingesperrt. Genaueres Nachfragen ergab, dass ihre Eltern tagsüber voll beschäftigt waren und sie immer der Obhut eines Kindermädchens überlassen hatten. Dieses jedoch ließ öfter ihren Freund kommen und vernachlässigte auch sonst ihre Pflichten. Die einfachste Möglichkeit, vor ihr, der Kleinen, Ruhe zu haben, war offensichtlich, sie einzusperren und mit Süßigkeiten zu beruhigen.

Die nun folgenden 35 Stunden der Behandlung verliefen alle nach dem gleichen Muster: Sie kam, und wir wechselten ein paar alltägliche Sätze über das Wetter, aktuelle Ereignisse oder Sonstiges. Auf meine beiläufige Bemerkung hin, sie solle es sich doch bequem machen, ging sie dann jedes Mal spontan in Trance und regredierte in ein Alter von ca. vier bis sechs Jahren. Am Ende der Stunde weckte ich sie auf, indem ich den Gesprächsfaden des Stundenanfangs wieder aufnahm, und wir machten noch ein wenig Konversation (indirektes Angebot der Amnesie).

In der Altersregression war ich für sie nicht mehr Therapeut, sondern eine nicht näher definierte Person, mit der sie sich freundschaftlich unterhalten konnte. So überlegten und beratschlagten wir, was sie in ihrer misslichen Lage des Eingesperrtseins am besten tun könne. Viele Vorschläge ihrerseits wurden diskutiert und viele Möglichkeiten erwogen, als nutzlos erkannt und wieder verworfen, bis sie schließlich das Bedürfnis hatte, das Kindermädchen zu bestrafen. So diskutierten wir mehrere Möglichkeiten einer effektiven Strafe: sie bei den Eltern verpetzen, trotzig sein, ihr gegen das Schienbein treten, laut schreien etc. Das alles wurde als wenig erfolgversprechend verworfen. Schließlich kam uns die Idee, sie könnte das Kindermädchen in ihr Zimmer locken und es zum Süßigkeitenessen animieren. Gesagt, getan. Als das Kindermädchen jedoch satt war und wieder gehen wollte, wurde es eingesperrt mit der Ankündigung, dass es nicht eher rausgelassen werde, als bis es den ganzen Kuchen, die ganze Torte und alle Schokolade aufgegessen hätte.

Diese Prozedur wurde so lange wiederholt, bis das Kindermädchen richtig dick und fett war. Erst jetzt schien das Rachebedürfnis des kleinen Mädchens gestillt, und es konnte natürliches Mitgefühl entwickeln, als es sah, wie unglücklich das Kindermädchen wegen seiner Unförmigkeit war und darunter litt, dass sein Freund weggelaufen war und die anderen es verächtlich anschauten.

Dem kleinen Mädchen wurde klar: Das Kindermädchen musste dringend abnehmen und wieder normal essen, um wieder einen Freund zu bekommen und von anderen wieder geachtet zu werden. Aber wie? Ich glaube, wir haben alle Möglichkeiten besprochen, die die Verhaltenstherapie für Fettsüchtige anzubieten hat – natürlich in einer Form, die ein etwa fünfjähriges Mädchen versteht. Das Kindermädchen entwickelte nämlich all die Widerstände einer Person, die gewohnt ist, gern viel und vor allem Süßes zu essen. Aber das kleine Mädchen hatte auch eine sehr große Motivation aus seinem Mitgefühl heraus und – unausgesprochen – vermutlich auch wegen seines schlechten Gewissens. Etwa zwei Drittel der 35 Behandlungsstunden beschäftigten wir uns damit, das Kindermädchen effektiv zu behandeln, und fanden trotzdem leider keine Möglichkeit, es abzu-

6. Konstruktion von Wirklichkeit: Altersregression

specken, ohne dass es tatsächlich bestimmte Dinge tun musste, wie z. B. weniger und vor allem normal zu essen.

So schwierig die Behandlung des Kindermädchens war, so einfach lief sie bei der 35-jährigen Frau: Ohne dass wir je direkt darüber gesprochen haben, war sie während der „Behandlung des Kindermädchens" normalgewichtig geworden und hatte auch ansonsten wesentliche Dinge in ihrem Leben verändert. Sie heizte ihr Zimmer, aß in Gaststätten oder kochte sich etwas, lud Bekannte zum Essen ein und ließ sich einladen. Ein halbes Jahr später bekam ich von ihr einen Brief aus Griechenland, wo sie mit ihrem Freund Urlaub machte, den sie nach Ende der Therapie kennen gelernt hatte.

7. Konstruktion von Wirklichkeit: Symbolisierungen

Die Suche nach Lösungen auf einer anderen zeitlichen oder auch symbolischen Ebene ergibt sich aus dem konstruktiven und ressourcenorientierten Charakter der Hypnotherapie. Ziel ist, für den Patienten eine alternative Wirklichkeit lebendig werden zu lassen, in der seine Symptome abgeschwächt sind, eine positive Bedeutung bekommen oder völlig verschwinden. Diese alternative Wirklichkeit kann in der Vergangenheit liegen, also in einer Zeit, bevor die Symptome aufgetreten waren, oder in der Zukunft, gewissermaßen in einer Zeit, nachdem sie verschwunden sein werden; sie kann aber auch in der Fiktion (von lat. *fingere* = „formen, bilden") eines symbolischen Handlungsrahmens konstruiert werden.

Altersregression wird also nicht allein zum Auffinden von Zusammenhängen benutzt, welche u. U. die Entstehung einer Symptomatik verständlich machen, sondern insbesondere auch, um episodisch Bedingungen erfahrbar werden zu lassen, unter denen es noch keine Symptome gab.

Ähnliche Zwecke erfüllt die so genannte Zukunftsprojektion, das imaginative Vorwegnehmen eines psychophysiologischen Zustandes, in welchem die Probleme gelöst sein werden, sodass man von dort aus gewissermaßen zurückschauen und sich an die einzelnen Schritte der Lösung „erinnern" kann.

Mit symbolischem Durcharbeiten ist eine ganze Reihe symbolischer Handlungen und Szenen gemeint, die in der imaginati-ven Wirklichkeit der Trance oder auch in Form ritualisierter Handlungen[83] im wirklichen Leben durchgeführt werden. Von anderen Therapieformen, die Ähnliches anbieten (bzw. von der Hypnose übernommen haben), unterscheidet sich Hypnotherapie darin, dass Willkürlichkeit und Rollenspiel möglichst reduziert sind, indem man den Patienten bittet, keinen willkürlichen Einfluss auf das Geschehen mehr auszuüben, sondern in Trance das Geschehen dem Unbewussten zu überlassen.

Fallgeschichte: Kleinzelliger Lungenkrebs

Als Beispiel will ich die *symbolische* Veränderung von Schmerzen bei einer Patientin mit kleinzelligem Lungenkrebs erwähnen, die nach massiver Strahlenbehandlung erhebliche Schmerzen im Brustbereich hatte, welche vermutlich von dem durch die Bestrahlung erzeugten Narbengewebe herrührten. Diese Patientin, die auf übliche hypnotische Interventionen nicht ansprach, bat ich, sich auf eine dem katathymen Bilderleben entlehnte geführte Imagination einzulassen. Sie sollte sich vorstellen, sie befinde sich inmitten einer blühenden Frühlingswiese und könne dort die Gräser und Blumen nicht nur sehen und spüren, sondern auch schmecken und riechen, wenn sie sich ihnen nur genug nähere; daneben könne sie die Vögel und Insekten hören, die mit ihrem Gezwitscher und Summen die Stille erfüllten. Wenn sie sich dann satt gesehen habe und bevor es ihr allmählich langweilig werde, möge sie sich doch daran erinnern, dass sie „im normalen Leben" jene Schmerzen in ihrer Brust habe. Ebenjene Schmerzen solle sie nun in das Gefäß geben, das sie vor sich auf dem Boden sehe; dabei solle sie sehr achtsam sein, dass sie wirklich jeden Zipfel und jeden Aspekt ihrer Brustschmerzen erwische und ihn sehr sorgfältig in dieses Gefäß lege, sodass – wenn sie dieses Gefäß hochnehme auf die Arme oder auf ihre Schultern – wirklich alle ihre Brustschmerzen in diesem Gefäß eingeschlossen seien.

Mit dem Gefäß im Arm oder auf den Schultern solle sie dann auf den nahen Wald zugehen, immer tiefer und tiefer hineingehen, bis sie an eine Quelle komme. Dort könne sie sich eine Weile niederlassen, sich erfrischen, ihre Hände, Füße und ihr Gesicht benetzen, auch etwas von dem kühlen und erfrischenden Nass trinken und dann weitergehen, immer tiefer und tiefer in den Wald hinein. Schließlich komme sie an eine Höhle, in die sie wie selbstverständlich hineingehe, immer noch das Gefäß mit ihren Schmerzen im Arm. Nach einer Weile vergrößere sich die Höhle zu einem angenehmen und lichten Raum, in welchem sie eine uralte, weise Frau sehe. Ganz selbstverständlich trete sie vor diese Frau hin, halte ihr das Gefäß mit ihren Schmerzen entgegen und frage sie, was man am besten damit machen könne.

Teil 2: Anwendung der Hypnotherapie

Die alte Frau blicke ganz lange zuerst sie und dann das Gefäß an und frage schließlich, wie schwer ihr denn eigentlich das Gefäß jetzt vorkomme. Voller Erstaunen bemerke die Patientin, dass das Gewicht des Gefäßes sich merklich verändert habe; sei es die ganze Zeit noch recht schwer und mühevoll zu tragen gewesen, sodass sie es manchmal rechts und dann links habe schultern müssen, so sei es im Augenblick so klein und leicht geworden, dass sie es gut in einer Hand halten könne. Damit war sie fürs Erste zufrieden. Sie bedankte sich bei der alten Frau und verließ die Höhle und kehrte den ganzen Weg zurück zu ihrer Wiese, und das Gefäß blieb so klein, hatte etwa ein Viertel der ursprünglichen Gestalt.

Als sie aus der Trance, in welche sie im Verlauf der Imagination ganz von selbst eingetaucht war, zurückgekommen war und nachdem wir eine Weile über Belangloses geredet hatten, sagte sie auf Nachfragen, dass ihre Schmerzen in der Brust sich wesentlich verringert hätten, auf weniger als die Hälfte. In einigen der folgenden Stunden wiederholten wir diese Imagination, und die alte Frau in der Höhle veränderte noch weitere Aspekte des Schmerzes, bis die Patientin eines Tages einfach nicht mehr davon sprach. Diese völlige Schmerzlosigkeit mag allerdings auch damit zusammengehangen haben, dass der Heilungsprozess in ihrer Lunge schon weiter fortgeschritten war. Ein katamnestischer Anruf zehn Monate nach Ende der Behandlung bestätigte die fortdauernde Schmerzlosigkeit. Der Zustand diese Patientin grenzt im übrigen auch sonst an eine Art Wunder, denn heute, mehr als sechs Jahre nach der Erstdiagnose, lebt sie – entgegen allen Prognosen.

8. Strategische Hypnotherapie: Symptomsubstitution

Es ist nicht selten von Vorteil, ein Problem in kleine Portionen aufzuteilen und dann mit einem scheinbar marginalen Teil zu beginnen. Die Lösung eines oder mehrerer scheinbar kleiner, aber lösbarer Probleme hat motivierende Auswirkungen und stärkt die Problemlösungsfähigkeiten eines Menschen. Eine Möglichkeit ist die Symptomsubstitution: Das Originalsymptom soll vorübergehend durch ein neues ersetzt werden, das weniger schmerzhaft oder beeinträchtigend ist, keinen weiteren Stress erzeugt und dadurch die Konfliktlösungskompetenz des Patienten nicht beeinträchtigt.

Fallgeschichte: Migräne

Die 45-jährige Patientin leidet seit zehn Jahren mehrmals pro Woche unter rechtsseitigen Migräneattacken. Sie ist eine attraktive und sehr selbstsicher auftretende Frau. Ihre Migräneanfälle haben angefangen, nachdem sie mit ihrem Mann aus einer Großstadt aufs Land gezogen war. In dieser Großstadt hatte sie sich beruflich und privat ein zufrieden stellendes Leben aufgebaut, welches nun abrupt unterbrochen worden war; den Umzug, bedingt durch eine berufliche Veränderung ihres Mannes, verteidigte sie vehement; er sei gut besprochen, durchdacht und von ihr voll akzeptiert worden; auch in ihr neues Umfeld habe sie sich ohne größere Schwierigkeiten integriert, wieder neue Freunde und Arbeit gefunden. Beeinträchtigt sei sie nur durch die seitdem bestehende Migräne.

Über mehrere Stunden hinweg versuchte ich, in genauer Exploration Zusammenhänge herauszufinden und verschiedene verhaltenstherapeutische Techniken anzuwenden – vergeblich: Die sonst so intelligente und sensible Frau erwies sich in diesem Zusammenhang als sehr einfallslos, und ihre Migräneattacken blieben wie ein monolithischer Block bestehen. Eine später verwertbare Information erbrachte diese ausgedehnte Verhaltensanalyse dann allerdings doch: Den Migräneattacken ging meistens ein bestimmtes Span-

Teil 2: Anwendung der Hypnotherapie

nungsgefühl in ihrer rechten Wange voraus, das sich manchmal nach oben in die Schläfe ausbreitete. Mein Auftrag an sie, in den kommenden Wochen auf dieses Spannungsgefühl zu achten und Muskelentspannung dagegen einzusetzen, wurde von ihr etwas missmutig, aber definitiv abgelehnt: Dies sei unmöglich; sie habe anderes zu tun, als ständig auf ihre Wangen zu achten. So blieb mir nur noch der Versuch, nach einem geeigneten Substitut für diese Migränereaktion zu suchen. Ich bat sie deshalb, in Trance zu gehen, diesmal aber sehr langsam, sorgsam und gründlich; je tiefer und gründlicher, umso höher werde sich die rechte Hand heben. Dies geschah tatsächlich sehr langsam; um einerseits diese lange Zeit zu überbrücken und andererseits Ideen zu säen und das Reaktionspotenzial für die geplante Substitution zu erhöhen, erzählte ich anhand von Beispielen, wie Symptome sich verwandeln und wie sie manchmal durch andere Empfindungen gänzlich ersetzt werden können. Als ihre Hand die rechte Wange erreicht hatte, meinte ich, nun sei es an der Zeit, nach einem vollgültigen Ersatz für ihre Migräne zu suchen. Da jedoch weder sie noch ich alle dazu nötigen Informationen besäßen, müssten wir diese Aufgabe wohl oder übel ihrem Unbewussten oder besser dem „Bewusstsein ihres Körpers" überlassen, und wir könnten danach nur beurteilen, ob der gefundene Ersatz in jeder Hinsicht und für alle Beteiligten zufrieden stellend sei. In dem Maße, wie ihr Arm nun wieder sinke, würden alle inneren Ressourcen dafür mobilisiert, diese Aufgabe zu erledigen. Ich schwieg nun, und der Arm senkte sich tatsächlich ebenso langsam, wie er sich vorher gehoben hatte. Zunächst war auch die Patientin ganz still, so als würde sie sich sehr nach innen konzentrieren. Erst als sich der Arm der Armlehne näherte, kam Bewegung in ihre Mimik, und ihre Augen hinter den verschlossenen Lidern begannen, sich zu bewegen. Schließlich lag der Arm auf der Lehne, sie öffnete langsam die Augen, schaute nach rechts unten auf diesen Arm und meinte dann, es sei merkwürdig: Sie habe ein ganz komisches, nicht näher beschreibbares Gefühl in ihrem rechten Ellbogen; es sei so etwas wie Druck oder Spannung, innen vom Ellbogen ausgehend, tue nicht weh, sei aber ausgesprochen merkwürdig und fremd.

Natürlich dachte ich daran, die symbolische Bedeutung dieser Parästhesie zu diskutieren. Stattdessen bat ich sie, nochmals in Trance zu gehen und diesmal zunächst die Migräne oder auch nur die Spannung in der Wangenmuskulatur deutlicher spürbar werden zu lassen, denn: Wenn diese Parästhesie im Arm ein vollgültiger Ersatz für eine Attacke sei, dann müsse die Migräne bzw. die Muskel-

8. Strategische Hypnotherapie: Symptomsubstitution

spannung nachlassen und statt ihrer nun das merkwürdige Gefühl im Ellbogen stärker werden. Das Bewusstsein ihres Körpers könne nun lernen, immer dann schon mit dem Ellbogen zu reagieren, wenn – auch noch außerhalb ihres bewussten Gewahrseins – ihre Wangenmuskulatur sich anzuspannen beginne.

Die Patientin ging nun wieder in Trance; äußerlich sichtbar geschah nichts weiter, und nach einer Weile sagte sie mit leiser Stimme: Ja, das geht. Mit der Bemerkung, dass nun ja klar sei, was nötig und hilfreich sei, entließ ich sie mit einem neuen Termin einige Wochen später. Hier berichtete sie, dass seitdem keine Migräneattacke mehr aufgetreten sei, sondern des öfteren diese Parästhesie im rechten Ellbogen. Drei Jahre später traf ich sie wieder und fragte nach ihrer Migräne: Diese sei seit damals verschwunden. Sie machte auch sonst einen sehr zufriedenen und gelösten Eindruck.

Teil 3: Aspekte der Hypnose und Hypnotherapie

9. Wissenschaftlich belegter Therapieerfolg

Hypnose gehört mit zu den therapeutischen Verfahren, deren Effektivität in wissenschaftlichen Untersuchungen gut nachgewiesen ist. Nach dem 2005 plötzlich verstorbenen Pionier der Psychotherapieforschung Klaus Grawe[84] handelt es sich „bei der Hypnosetherapie nicht nur um eine der ältesten Formen der seelischen Krankenbehandlung, sondern um eine durchaus seriöse und relativ gut untersuchte Therapieform". Bei 19 beurteilten Studien mit insgesamt 1068 Patienten konnte „eine gute Wirksamkeit" in Bezug auf bestimmte Symptome festgestellt werden.

An der Universität Tübingen kam eine Forschergruppe um den Milton-Erickson-Preisträger[85] Dirk Revenstorf 1994 in einer ähnlichen Übersicht über wissenschaftliche Studien zur Hypnose und Hypnotherapie zu einem noch günstigeren Ergebnis[86]. Die Gruppe um Walter Bongartz, ebenfalls Milton-Erickson-Preisträger, und Erich Flammer an der Universität Konstanz legte 2002 eine sehr vorsichtig gerechnete Metaanalyse vor und kam auf eine mittlere Effektstärke von 0,60, bezogen auf 89 Studien mit einer durchschnittlichen Behandlungsdauer von 5,1 Wochen[87].

Ein Jahr später, 2003, veröffentlichte die gleiche Konstanzer Gruppe eine erweiterte Metaanalyse[88]: Aus 444 Studien zur Wirksamkeit der Hypnose, die bis 2002 veröffentlicht worden waren, wählten sie jene 57 klinischen Studien aus, welche randomisiert waren und einen klaren Vergleich zwischen einer strikten Hypnosebehandlungsgruppe und einer unbehandelten Kontrollgruppe zuließen – was ein sehr striktes Kriterium darstellt; der äußerst konservative, d. h. vorsichtige Charakter dieser Metaanalyse wird noch dadurch bestärkt, dass alle, insbesondere auch medizinische Maße wie Blutwerte, Aufenthaltsdauer in der Klinik etc. in die Berechnung eingingen. Über alle

9. Wissenschaftlich belegter Therapieerfolg

57 Studien hinweg zeigte sich wieder eine gewichtete Effektstärke von 0,56, was einer mittleren Effektstärke entspricht. Da sich fast die Hälfte der 57 Studien auf die Anwendung von Hypnose bei medizinischen Anwendungen bezog wie beispielsweise Hypnose bei Operationen, Geburt, gegen Nebenwirkungen von Chemotherapien etc., wurde die Effektstärke eigens nur für die (ICD-kodierbaren) psychotherapeutischen Indikationen berechnet und ergab einen höheren gewichteten Wert von d = 0,63. Um einen Eindruck zu bekommen, was sich bei einer weniger strikten Auswahl der Studien gezeigt hätte, wurde noch zusätzlich die Effektstärke aus weiteren 133 Studien berechneten, welche keine randomisierte Zuweisung zu den Gruppen und „nur" einen einfachen Prä-post-Vergleich vorgenommen hatten – ein in der Psychotherapieforschung durchaus legitimes und gebräuchliches Verfahren. Hier waren die Ergebnisse überwältigend: Es ergab sich eine außerordentlich hohe gewichtete Effektstärke von d = 2,29.[89]

Interessant ist, dass sich in dem Konstanzer Studienpool keine Depressionen, keine Zwangskrankheiten und keine Psychosen befanden; das stimmt zwar mit den Aussagen überein, die Pater Gaßner schon 1775 über die Einschränkungen in der Indikation seines Exorzismus gemacht hat: „Mit Simpelhaften, sagt Herr Gaßner, sey nichts auszurichten, weil sie keine Fähigkeit zu glauben hätten", ebenso ungeeignet seien „alle Traurige, Aengstige, Schwermüthige, Verzagte, Kummerhafte, Scrupulose und Melancholische. Daher wird kein immerdar trauriger Mensch gesund seyn, und die Aerzte pflegen solche nicht gern in die Kur zu nehmen"[90]. Allerdings waren in dem Konstanzer Studienpool erstaunlicherweise auch die somatoformen, ein großer Teil der Angststörungen und durch psychotrope Substanzen verursachte Störungen (mit Ausnahme des Nikotinabusus) unterrepräsentiert; hier besteht also noch Forschungsbedarf, umso mehr, als die Hypnotherapeuten heute ein weit umfassenderes Indikationsgebiet behandeln, wie eine 1999 durchgeführte Befragung von Therapeuten der *Milton Erickson Gesellschaft für Klinische Hypnose* ergeben hat[91].

In der Expertise an den wissenschaftlichen *Beirat Psychotherapie* kommt das Autorenteam um Dirk Revenstorf[92] zu einem breiter gefächerten Indikationsbereich, der dissoziative, somatoforme und Konversionsstörungen, Essstörungen, sexuelle und Schlafstörungen mit einschließt. Auf seiner Sitzung am 27.3.2006 in Berlin hat der wissenschaftliche Beirat Psychotherapie festgestellt, „dass die Hypnotherapie bei Erwachsenen für Behandlungen in folgenden Anwendungsbereichen als wissenschaftlich anerkannt gelten kann: psychische und soziale Faktoren bei somatischen Krankheiten sowie Abhängigkeit und Missbrauch (... Raucherentwöhnung und Methadonentzug ...) ... Die kurzfristige Wirksamkeit der Hypnotherapie bei Kindern und Jugendlichen zur besseren Bewältigung von Chemotherapien bei Krebserkrankungen und weiteren medizinischen Interventionen ist belegt" (vgl. hierzu auch das Heft 2006 der *Zeitschrift für Hypnose und Hypnotherapie*).

Weiterhin interessant ist in diesem Zusammenhang auch eine Metaanalyse, die von Irving Kirsch an der Universität von Connecticut schon 1995 vorgenommen wurde: Hypnose zusammen mit kognitiv-verhaltenstherapeutischer Behandlung zeigte eine doppelte Effektstärke im Vergleich zu kognitiv-verhaltenstherapeutischen Behandlungen allein[93]. Ähnliches gilt auch für so genannte psychodynamische, d. h. tiefenpsychologische Behandlungen[94]. Das heißt, wenn man Hypnose einer Behandlung „hinzufügt", verdoppelt sich im Durchschnitt der Behandlungseffekt.

10. Suggestibilität, Hypnotisierbarkeit, Trancetiefe und hypnotischer Rapport

Suggestibilität und Hypnotisierbarkeit – eigentlich zwei unterschiedliche Konstrukte, die gewöhnlich aber äquivalent gebraucht werden – gehören mit zu den am besten untersuchten Aspekten der Hypnose. Ähnlich anderen Persönlichkeitseigenschaften sind sie in der Bevölkerung annähernd gleich verteilt, d. h., es gibt nur sehr wenige hoch und nur sehr wenige gering hypnotisierbare und den großen Bereich der mehr oder weniger hypnotisierbaren Menschen. Dass hoch suggestible Menschen willensschwach und deshalb leicht beeinflussbar seien, gehört in das Reich der Fama. Zwischen Hypnotisierbarkeit und anderen Persönlichkeitseigenschaften sind nur wenige Zusammenhänge gefunden worden. Gesichert sind heute folgende: Je besser ein Mensch sich in eine Sache vertiefen kann (Absorptionsfähigkeit), je lebhafter er sich Dinge vorstellen kann (Imaginationsfähigkeit) und je konzentrierter er andere, nicht zum unmittelbaren Fokus des Erlebens gehörende Eindrücke ausblenden kann (Dissoziationsfähigkeit), umso höher ist gewöhnlich auch die Fähigkeit, hypnotische Wirklichkeiten entstehen zu lassen. Das trifft auf manche Angstpatienten zu, auf manche Patientinnen mit Essstörungen und mit so genannten dissoziativen Störungen, aber auch auf ganz viele andere Menschen.

Suggestibilität ist ähnlich wie Musikalität zunächst eine angeborene Eigenschaft, die offenbar auf hirnanatomischen und endokrinologischen Faktoren beruht: Die amerikanische Hypnoseforscherin Helen Crawford von der Virginia-State-Universität in Blacksburg konnte mit ihrer Arbeitsgruppe in einer ersten Studie mit bildgebenden Verfahren Unterschiede in der Hirnstruktur zwischen hoch und gering hypnosefähigen Versuchspersonen nachweisen. Es ist bekannt, dass hoch suggestible Probanden – anders als gering suggestible – in der Lage sind, Aufmerksamkeitsprozesse effektiver zu steuern, und damit eine größere Fähigkeit besitzen, beispielsweise Schmerzreize auszublenden. Bei dieser Fähigkeit ist das so genannte Rostrum beteiligt, eine Struktur im vorderen Teil des Corpus callosum (das die Verbindung zwischen den beiden Hirnhälften darstellt). Die Autoren konnten nun mit funktioneller Magnetresonanztomografie (fMRI) zeigen, dass das Rostrum hoch suggestibler Probanden um 31,8 % signifikant (p < .003) größer ist als bei gering suggestiblen. Das deutet auf eine höhere frontale Konnektivität hin, was wiederum heißt, dass das „frontale Aufmerksamkeitssystem" bei hoch suggestiblen Probanden effektiver arbeitet, ein Ergebnis, das von vielen anderen Hypnoseforschern immer wieder bestätigt worden ist[95].

Angeregt von ersten Ergebnissen der israelischen Forschergruppe um Pesach Lichtenberg, untersuchte der israelisch-amerikanische Forscher Amir Raz von der Columbia-Universität erneut den Polymorphismus der Kathechol-O-Methyltransferase (COMT), eines am Dopaminmetabolismus beteiligten Enzyms, das die Leistung der präfrontalen exekutiven Kontrolle und die Leistung des Arbeitsgedächtnisses beeinflusst[96]. Die Ergebnisse wiesen erneut darauf hin, dass Hochhypnotisierbare wohl über einen besseren Dopamintonus verfügen als Niedrigsuggestible.

Hypnotisierbarkeit kann darüber hinaus sicherlich auch bis zu einem gewissen Grad trainiert werden; besonders in der konkreten hypnotherapeutischen Situation sind eine Reihe von situativen, interaktiven und Kontextfaktoren entscheidend dafür – wie v. a. die Qualität der therapeutischen Beziehung, der hypnotherapeutische Rapport –, ob bzw. wie gut eine Hypnotherapie gelingt. Gerade für den hypnotherapeutischen Rapport hat Milton H. Erickson eine ganze Reihe innovativer Strategien und Kommunikationstechniken entwickelt, welche gut geeignet sind, den situativen Anteil der Suggestibilität zu erhöhen; das bedeutet, dass wesentlich mehr Patientinnen und Patienten mit Hypnose behandelbar sind. Da ich auf diesen Teil der ericksonschen Hypnotherapie aus Platzgründen nicht näher eingehen kann, verweise ich auf die entsprechenden Kapitel von Dirk Revenstorf, Wilhelm Gerl, Bernhard Trenkle, Ortwin Meiss und Ulrich Freund[97] in unserem ausführlichen Praxismanual[98].

Hypnotisierbarkeit ist für den Erfolg einer Hypnotherapie allerdings nur eines von mehreren Kriterien, also nicht von übergeordneter Bedeutung. Indessen sollte man in der Therapie auch den Kosten-Nutzen-Aspekt im Auge behalten und deshalb mit nur mäßig hypnotisierbaren Patienten nicht hypnotisch, sondern auf eine andere Art therapeutisch arbeiten.

Mit *Rapport* war zu Zeiten des Mesmerismus und in der Romantik die physische Kontaktaufnahme zum Zwecke der Übertragung des animalischen Magnetismus gemeint. Heute bezeichnet man damit die hypnotherapeutische Beziehung. Diese ist verständlicherweise ein ganz wesentlicher Faktor für die Hypnotisierbarkeit einer Person. Es sind Aspekte der Vertrauenswürdigkeit und der beruflichen Kompetenz beteiligt, welche zu einem guten Rapport beitragen und so Einfluss auf die Hypnotisierbarkeit nehmen und ebenso auf die Tiefe der Trance.

Tiefe der Trance ist ein subjektives Kriterium, das beschreibt, wie „tief" jemand sich in eine hypnotische Situation einlässt bzw. als wie wirklichkeitsnah er sie erlebt. Je echter und lebendiger das hypnotische Erleben erscheint, als umso „tiefer" wird die Trance erlebt. Hierbei spielen wiederum die Kriterien der Unwillkürlichkeit und Evidenz eine ganz entscheidende Rolle: Je mehr ich die „Autorschaft" über die Ereignisse in der Trance besitze, je mehr ich diese als von mir „willkürlich gemacht" und „bloß vorgestellt" erlebe, als umso „leichter" bzw. „unhypnotischer" werde ich die Trance empfinden und umgekehrt.

Aus Sicht des psychophysiologischen Forschers bedeutet Hypnotisierbarkeit eine erhöhte psychophysiologische Flexibilität. Eine größere Flexibilität im Denken, Fühlen und Wahrnehmen ist auch eines der Merkmale von Personen in hypnotischer Trance. Sowohl die Fähigkeit zur Hypnose als auch der hypnotische Zustand selbst – in unserem Sprachgebrauch die Fähigkeit und Bereitschaft, sich auf das hypnotische Ritual einzulassen – sind also erleichternde Bedingungen für eine erfolgreiche Hypnotherapie[99].

11. Kontraindikationen für die Anwendung von Hypnose

Hypnotisierbarkeit könnte man auch als die Bereitschaft eines Menschen definieren, seine „normale" (auch neurotische bzw. psychosomatische) Wahrnehmung und Konstruktion von Wirklichkeit „verstören", d. h. ernsthaft infrage stellen zu lassen. Nun gibt es Patienten, deren Problem besteht gerade in einer hochgradig instabilen Wirklichkeitskonstruktion. Deshalb wird man beispielsweise mit *präpsychotischen* und *psychotischen Patienten* in der Regel nicht hypnotisch arbeiten. Natürlich gibt es Ausnahmen für diese Regeln, wie Henriette Walter von der Universitätsklinik Wien überzeugend dargelegt hat.[100]

Eine instabile Wirklichkeitswahrnehmung allein wäre allerdings noch nicht so sehr das Problem, wenn solche Patienten sich einfach dahin führen ließen, ihre Wirklichkeitswahrnehmung zu stabilisieren. Voraussetzung dafür ist eine klare und eindeutige Kommunikation, ohne Missverständnisse und projektive Verzerrungen. Das aber wiederum ist das Grundproblem mancher Menschen, hauptsächlich das von *Borderline*patienten. Gerade weil Hypnose ein hochgradig konstruktiver therapeutischer Prozess ist, bedarf es einer klaren Verständigung zwischen Patient und Therapeut und der Einhaltung vorgegebener Grenzen in der objektiven Realität. Eine eindeutige Kommunikation ist allein schon deshalb nötig, weil – wie am Anfang dargestellt – hypnotische Phänomene sich nur in diesem Kriterium von psychopathologischen Symptomen unterscheiden. Aber auch mit früh gestörten und Borderlinepatienten können jene Kolleginnen und Kollegen hypnotherapeutisch arbeiten, die kompetent genug sind; beeindruckende Beispiele hierfür hat Philip Zindel[101] geliefert.

In diesem Kontext lassen sich auch die Probleme mancher Menschen erklären, die an einer *Bühnenhypnose* teilgenommen haben: Dem Showhypnotiseur ist in der Regel daran gelegen, mit seinen Versuchspersonen auf der Bühne nur so lange in Kontakt zu bleiben, als es seiner Darbietung dienlich ist; danach bricht er den Kontakt und die Kommunikation ab. Das ist dann unproblematisch, wenn alle Versuchspersonen aus ihrer hypnotischen Wirklichkeit wieder „zurückgekehrt" sind. Manche bleiben jedoch, beispielsweise nach Altersregressionen, in traumatischen Erlebnissen gewissermaßen „stecken" und benötigten noch längere Zeit Kommunikation und v. a. einen spezifischen therapeutischen Kontakt, was ein Showhypnotiseur seiner Ausbildung und Absicht nach nicht leisten kann. So kam es zu einigen gravierenden Unglücksfällen während Bühnenhypnosen[102]; mit den Gefahren der Bühnenhypnose haben sich in den letzten Jahren insbesondere der „Vater" der israelischen Hypnose und Milton-Erickson-Preisträger, Moris Kleinhauz aus Tel Aviv und der am Kings College in London lehrende und forschende John Gruzelier ausgiebig beschäftigt[103].

John Gruzelier hat jüngst in seinem Beitrag für das von der Freiburger Neuropsychologieprofessorin und Milton-Erickson-Preisträgerin Ulrike Halsband herausgegebene *Hypnose-und-Kognition*-Doppelheft über *Hirn und Hypnose* von Forschungen berichtet, die auf eine insbesondere linksseitige präfrontale Hemmung nach Hypnoseinduktionen hindeuten. Das würde bedeuten, dass die exekutive Kontrolle (die Ich-Steuerung, präfrontal), die allgemeine Realitätswahrnehmung (dorsolateral präfrontal), die sprachlichen Fertigkeiten (lateral präfrontal) und v. a. auch die moralischen Hemmschwellen (Einschätzen der zukünftigen und sozialen Auswirkungen von Handlungen, orbitofrontal) reduziert sind. Zum Glück, könnte man sagen, ist dieses Ergebnis bislang noch nicht repliziert worden, denn damit hat Gruzelier das Schreckgespenst der „hypnotischen Lobotomisierung" heraufbeschworen. Dieses Ergebnis würde jedoch gut erklären, warum sich Menschen bei Bühnenhypnosen „zum Affen machen" lassen, bisweilen jegliche Hemmungen verlieren und absolut lächerliche Dinge tun, zu denen sie sonst nicht bereit wären. Das allein mit sozialpsychologischen Faktoren, die sicherlich auch eine Rolle spielen, zu erklären erscheint mir zu kurz gedacht.

Hingegen, Gruzeliers Ergebnisse und Thesen stehen in vollkommenem Widerspruch zu den Ergebnissen aller anderen Hirnforscher, welche einhellig eine präfrontale Aktivierung in bzw. durch Hypnose feststellen konnten. Als mögliche Erklärung für diese divergierenden Ergebnisse habe ich kürzlich vorgeschlagen, den jeweiligen Kontext als entscheidende Metasuggestion zu betrachten: Im hypnotherapeutischen wie auch im universitären Kontext wird den Patienten und studentischen Versuchspersonen als Metasuggestion ja offensichtlich vermittelt, dass ihre Würde gewahrt wird, dass ihre kreativen Fähigkeiten gefragt sind, dass nichts gegen ihren Willen geschieht, dass der Hypnotherapeut keine Macht über sie ausübt und dass Hypnose generell etwas Positives ist. Die Metasuggestion bei Bühnenhypnosen vermittelt in der Regel aber genau das Gegenteil.[104] Es könnte also sein, dass bei Bühnenhypnosen durchaus eine präfrontale Hemmung, bei hypnotherapeutischen und universitären Hypnosen hingegen eine präfrontale Aktivierung auftritt. Das allerdings ist im Einzelnen noch nachzuweisen.

Das konstruktive Element der Hypnose macht es auch prinzipiell unmöglich, innerhalb des hypnotischen Rahmens zwischen „objektiver, historischer" Realität und „subjektiver" Wirklichkeit zu unterscheiden. In Hypnose „wieder gefundene Erinnerungen" an einen Missbrauch beispielsweise können durchaus historisch wahr sein, also der Realität entsprechen, sie können aber auch konfabuliert sein und erhalten gerade durch Hypnose den Charakter realer Gegebenheiten. Hypnose erhöht per definitionem den Wirklichkeitscharakter des Erlebten und stärkt so das subjektive Davon-überzeugt-Sein. Patientinnen, die mit dem Wunsch in Therapie kommen, sie möchten mithilfe von Hypnose herausfinden, *ob* bzw. *dass* sie als Kind sexuell missbraucht worden sind, weil sie in letzter Zeit ganz merkwürdige Gefühle, eigenartige Träume oder andere Hinweise dafür bekommen hätten, müssen auf die Möglichkeit der Konfabulation ausdrücklich hingewiesen werden. Eine schriftliche Protokollierung könnte, eingedenk entsprechender Fälle in den USA, hilfreich sein.

Hypnose ist also *kein Mittel zur Wahrheitsfindung*, auch kein Mittel zur *„Reinkarnationstherapie"* (vgl. Kasten 14). Aus ihrem konstruktiven Charakter ergibt sich naturgemäß, dass manche Menschen im wörtlichen Sinne fantastische „hypnotische" Erfahrungen machen und danach vom Wirklichkeitsgehalt des Erlebten felsenfest überzeugt sind. So gab es schon im 19. Jahrhundert die fantastische *Reise in den Mond, in mehrere Sterne und in die Sonne* der Hell- und Weitseherin von Weilheim an der Teck, Phillipine Demuth Bäuerle[105].

14: Reinkarnationstherapie

Es war ein berühmter Laienhypnotiseur, der Colonel Albert de Rochas[106], der 1911 die „fantastischen" Möglichkeiten der Altersregression und -progression ad absurdum führte: In seinen in die Vergangenheit gerichteten Reinkarnationen waren die Personen (zeitlich) vor dem Zeitpunkt ihrer Zeugung – sowie nach einem gebührenden Intervall der Dunkelheit – zunächst greisenhaft alt, also kurz vor ihrem Tod, wurden dann immer jünger bis hin zu ihrer Geburt, noch jünger in die fötale Periode hinein bis hin zu ihrer Zeugung; dann kam in perfekter zeitlicher Logik wieder das Greisenalter des davor liegenden Lebens etc. Bei in die Zukunft gerichteten Altersprogressionen geschah alles in der umgekehrten Reihenfolge: Nach Greisenalter und Tod kamen die Zeugung, die intrauterine Phase, die Geburt etc. Die Leichtigkeit des hypnotischen Seins konnte de Rochas dann auch noch durch die „Ausscheidung", d. h. Übertragung des Empfindungsvermögens auf externe Objekte, „beweisen": Wenn man die Versuchsperson stach, empfand sie nichts; stach man hingegen jenen materiellen Gegenstand, auf welchen das Empfindungsvermögen „ausgeschieden" worden war, so „fühlte" die Person den Stich.

1952 hypnotisierte ein Herr Bernstein eine Frau, Virginia Tighe. Sie begann dann, mit irischem Akzent zu reden, irische Lieder zu singen und irische Geschichten zu erzählen. Schließlich behauptete sie, Bridey Murphy aus Irland zu sein. Bernsteins Buch *The Search for Bridey*

11. Kontraindikationen für die Anwendung von Hypnose

> *Murphy* (1956) wurde ein Bestseller und löste in Amerika einen Reinkarnationsboom aus, der später dann von Thorwald Detlefsen in Deutschland rezipiert wurde.
>
> Diese und ähnliche fantastische Vorkommnisse brachten Hypnose natürlich immer wieder in den Ruch des Bühnenzaubers und der Scharlatanerie.

Natürlich ist Hypnotherapie immer dann kontraindiziert, wenn Patientinnen und Patienten mit *unrealistischen Überzeugungen* in die Therapie kommen. Hierzu gehört eine so genannte passiv-rezeptive Grundhaltung, d. h. die Meinung, dass die Probleme ohne eigenes Zutun, in Hypnose quasi wie im Schlaf gelöst würden. Hierzu gehört auch der Wunsch, dass lang und exzessiv geübter Suchtmittelabusus „wie von selbst" verschwinden werde – das tut er vielleicht ja auch, aber u. U. massive Entzugserscheinungen müssen trotzdem ertragen und können mit Hypnose bestenfalls abgeschwächt werden. Und schließlich gehört hierzu die Hoffnung, dass durch Hypnose körperliche Krankheiten geheilt werden können, die die Medizin zu heilen nicht imstande ist. Dem Verfahren Hypnotherapie zuliebe sollte man keine übertriebenen und unrealistischen Versprechungen machen[107].

Anmerkungen

1 Revenstorf u. Peter (2001); Bongartz u. Bongartz (2000); vgl. auch Bongartz (2003)
2 Haley (1978)
3 1978 *Milton Erickson Gesellschaft für klinische Hypnose, Deutschland (M. E. G.)*; 1982 *Deutsche Gesellschaft für Hypnose (DGH)*; 1985 *Gesellschaft für klinische Hypnose, Schweiz (GHypS)*; 1989 *Milton Erickson Gesellschaft für klinische Hypnose und Kurzzeittherapie, Austria (MEGA)*.
4 1994 *Deutsche Gesellschaft für zahnärztliche Hypnose (DGZH)*; leider ist bis heute die Anwendung in der Medizin noch nicht weit verbreitet.
5 1955 wurde von I. H. Schultz die *Deutsche Gesellschaft für ärztliche Hypnose und autogenes Training (DGÄHAT)* gegründet.
6 Murphy (1976)
7 siehe die Anmerkungen 10 und 12.
8 z. B. Simmel (1919/1993)
9 Geuter (1988)
10 Die erste *Schule von Nancy* wurde Ende des 19. Jahrhunderts durch den Landarzt Auguste Ambroise Liébeault (Liébeault 1892/1893) und den Medizinprofessor Hippolyte Marie Bernheim (Bernheim 1888) repräsentiert; Neurologen und Psychiater aus ganz Europa, unter ihnen Sigmund Freud, kamen in das lothringische Nancy, um dort die Anwendung der neuen Suggestivtherapie zu erlernen.
11 z. B. Jovanovic (1988)
12 Mit der zweiten *Schule von Nancy* wird jene Bewegung bezeichnet, die in dem Apotheker Emile Coué ihren Ausgang nahm, der die autosuggestive Beeinflussung des Unterbewusstseins hervorhob. Am bekanntesten ist das „Hypnosegebet": *Mir geht es von Tag zu Tag in jeder Hinsicht besser und besser.*
13 vgl. Peter (2000a); Kinzel (1992)
14 zu Janet vgl. Peter (1991)
15 vgl. van der Hart u. Peter (1995); Peter (2006a, b)
16 zur Geschichte der Hypnose vgl. Peter (2000c)
17 zu Gaßner vgl. Peter (2000b)
18 vgl. Heydenreuter (2000)
19 vgl. Peter (2006a)
20 Freud (1925, S. 138)
21 vgl. z. B. Erickson (1937/1997); Erickson u. Hill (1944/1997)
22 vgl. z. B. Schmidt (1989)

Anmerkungen

23 für diese Zahlen vgl. Bongartz (1985)
24 Marshall, Halligan, Fink, Wade a. Frackowiak (1997); Halligan, Atwal, Oakley a. Frackowiak (2000)
25 Ein prominentes Beispiel hierfür ist Milton H. Erickson: Nach einem Postpolio-Syndrom war er gegen Ende seines Lebens chronischer Schmerzpatient und musste jeden Morgen als Erstes mithilfe von Selbsthypnose seine Schmerzen kontrollieren und dies mehrmals am Tag wiederholen.
26 Diese Sichtweise trifft sicherlich nicht auf alle, wohl aber auf viele Symptome zu.
27 vgl. Kleinhauz (1991a); Gruzelier (2004)
28 In Deutschland sind das meines Wissens nur Wilhelm Gerl, Alida Iost-Peter, Peter Nemetschek, Burkhard Peter, Hans-Ulrich Schachtner und Gunther Schmidt.
29 vgl. z. B. Zeig (1994) versus Weitzenhoffer (1994)
30 „Suggerieren" hat nicht nur die Bedeutung von „unterschieben", „einflüstern", sondern zumindest im Englischen *(to suggest)* auch die neutrale Bedeutung von „vorschlagen".
31 vgl. Barabasz (2004); Originalveröffentlichung: Barabasz et al. (1999)
32 Peter u. Revenstorf (2000)
33 Bongartz u. Bongartz (2000)
34 Peter (2001a)
35 Mesmer (1785, S. 79 ff)
36 Esdaile (1846/1902)
37 Braid (1843)
38 Die „Instruktion" fordert den Patienten zu einer willkürlichen Handlung (z. B. Fixation) auf, welche bestimmte physiologische Auswirkungen hat; „Rückmeldung" bzw. „Biofeedback" erfolgt *nach* Eintreten der entsprechenden Reaktion und verstärkt diese; die „Rückmeldung" wird dann zu einer „Suggestion", wenn sie irgendwann der gewünschten Reaktion *vorausgeht* und deren Eintreten bewirkt. Die geschickte Kombination von Instruktion, Rückmeldung und Suggestion entspricht dem Prinzip von *Pacing and Leading* (Folgen und Führen) und erleichtert das Auftreten des Phänomens.
39 Ich benutze den Begriff „Vertiefung" nur deshalb, weil er immer wieder von Teilnehmern gebraucht wird in der irrigen Annahme, dass das Ergebnis einer hypnotherapeutischen Behandlung mit der Tiefe der Trance in positivem Zusammenhang stehen würde. Diese Annahme geht zurück auf die Suggestivhypnose, bei der mithilfe von Trance das Bewusstsein ausgeschaltet werden sollte, damit die Suggestionen direkt auf das „Unterbewusstsein" wirken könnten. Je tiefer die Trance, umso kompletter sei das Bewusstsein ausgeschaltet („Hypnose gleich Narkose!") und umso direkter der Einfluss auf das Unterbewusstsein. Diese Annahme ließ sich nicht bestätigen, sie ist im Lichte moderner Hypnotherapie geradezu abwegig, weil man dem Unterbewusstsein nichts oktroyieren, sondern das Unbe-

wusste zur Mitarbeit gewinnen und unbewusste Ressourcen aktivieren will.
40 Die Treppe sollte für jene Patienten „nach oben" führen, welche von einer Treppe nach unten (in den dunklen Keller) Angst haben.
41 Diese Technik habe ich jahrzehntelang benutzt, ohne mir bewusst zu sein, dass ich sie bei unserem Aufenthalt in Phoenix en detail von Erickson abgeschaut hatte. Mir wurde das erst vor einigen Jahren klar, als mir meine Frau Alida Iost-Peter ihre Übersetzung eines Erickson-Buches zu lesen gab, in dem diese Technik von Erickson selbst ausführlich beschrieben wird (vgl. Erickson u. Rossi 2004).
42 Diese Technik, die beinhaltet, den Patienten bzw. die Patientin zu berühren, ist dann ausdrücklich kontraindiziert, wenn nicht eindeutig klar ist, dass Patient oder Patientin das nicht missversteht, was insbesondere für einen männlichen Hypnotherapeuten mit einer weiblichen Patientin gilt, die sich allein im Therapieraum befinden.
43 Man hält ein Pendel bei aufgestütztem Ellbogen zwischen Zeigefinger und Daumen ohne willkürliche Bewegung, d. h. mit einem gewissen Grad kataleptischer Steifheit des Arms, und stellt sich vor, es schwingt vor und zurück, von rechts nach links oder in einem Kreis rechtsherum oder linksherum, und das Pendel folgt mit leichter Verzögerung den jeweiligen Vorstellungen, weil die vorgestellte Idee unwillkürlich in minimale Muskelbewegungen umgesetzt wird und diese mit dem Pendel als Verstärkungsinstrument sichtbar gemacht werden (Chevreul 1854).
44 Zindel (2001, S. 325–333)
45 Cheek (1988); Cheek (1994)
46 vgl. z. B. Pettinati (1988)
47 vgl. z. B. Loftus (1994); Yapko (1994)
48 vgl. z. B. van der Kolk (1996)
49 vgl. z. B. McConkey a. Sheehan (1995)
50 vgl. hierzu auch Gheorghiu (2001); Gerl (2001b)
51 Der Vogt-Schüler Korbinian Brodmann hat das gut beschrieben (1898, S. 273): „Um dabei eine sichere Controle über den Verlauf des psychischen Processes ausüben und zuverlässig feststellen zu können, wie sich die einzelnen von uns gegebenen Suggestionen verwirklichen, wie sich das Bewusstsein der Versuchsperson zu dem gesamten Vorgang verhält und wie weit die Beeinflussung gediehen ist, werden von Anfang an nur ganz kurze, immer wieder durch Aufwecken unterbrochene Hypnosen gemacht, wobei wir genau danach fragen, was der Kranke empfunden, welche Eindrücke er bekommen hat und wie er sich im Allgemeinen fühlt."
52 vgl. Piesbergen u. Peter (2005)
53 vgl. Amler (1992); Fromm a. Nash (1996); Peter (1992)
54 vgl. Peter, Kraiker u. Revenstorf (1991); Revenstorf (1996)
55 Kirsch, Montgomery a. Sapirstein (1995)
56 Bongartz u. Bongartz (2000); Bongartz (2003); Revenstorf u. Peter (2001); vgl. auch Kaiser Rekkas (2005); Kossak (1993); Peter et al. (1991)

Anmerkungen

57 Revenstorf (2001b); Revenstorf (2003)
58 Mit „Wirklichkeit" ist hier die von uns Menschen subjektiv erlebte Wirklichkeit, die phänomenale Welt, gemeint. Davon ist die Welt der Dinge „an sich", die transphänomenale Welt bzw. Realität, zu unterscheiden. Nur über Erstere, die subjektive Wirklichkeit, können wir Aussagen machen. Die transphänomenale physikalische Realität ist unserer Erkenntnis grundsätzlich verschlossen. Hieraus folgt u. a., dass unsere erlebte Wirklichkeit nichts objektiv Feststehendes ist, sondern dass wir sie grundsätzlich immer wieder neu konstruieren. Diese These des radikalen Konstruktivismus dient als theoretische Grundlage dafür, dass wir mit hypnotischen Mitteln die Wirklichkeit eines Patienten überhaupt verändern können.
59 vgl. Peter (1994)
60 vgl. Kosslyn, Thompson, Constantini-Ferrando, Alpert a. Spiegel (2000); Spiegel u. Kosslyn (2004)
61 Stadler u. Kruse (1990)
62 Freud (1914)
63 Bandler u. Grinder (1975)
64 Dessoir (1896, S. 71)
65 vgl. z. B. Stadler u. Kruse (1986)
66 vgl. hierzu Peter (1990); Peter (1996b); Peter (1997); Peter u. Bongartz (1998); Peter (1998b); Peter (2001c); Peter (2002); Peter (2003); Peter (2005)
67 Roth (1995)
68 vgl. Peter (2006b)
69 Erickson a. Rossi (1989)
70 Bandura (1977)
71 Piaget (1975)
72 vgl. z. B. Haley (1978)
73 vgl. Peter (2006b); van der Hart u. Peter (1995); van der Kolk, McFarlane a. Weisaeth (1996); Reddemann (2001)
74 Butollo, Krüsmann u. Hagl (1998)
75 Bernheim (1888)
76 Gilligan (1991); Peter (1996a)
77 Revenstorf (1991)
78 Das Doppelheft 2007 der *Zeitschrift für Hypnose und Hypnotherapie* befasst sich mit der Ego-State-Therapie; siehe unter: www.meg-stiftung.de.
79 Watkins (1971)
80 Perren-Klingler (2001)
81 Die 2003 mit 93 Jahren verstorbene Psychologieprofessorin an der Universität von Chicago, Erika Fromm, ist die große Dame der Hypnoanalyse. Sie war in Frankfurt am Main geboren, hatte dort unter Max Wertheimer Psychologie studiert und 1933 nach ihrer Promotion Deutschland noch rechtzeitig verlassen. Sie hatte sich geschworen, nie mehr

Deutsch zu sprechen, sich von Deutschen nicht ehren zu lassen und ihre Artikel und Bücher nicht ins Deutsche übersetzen zu lassen (vgl. Fromm 1992), deshalb ist sie bei uns kaum bekannt; für einen Überblick über ihre Arbeiten vgl. Peter (1992).
82 vgl. Peter (2001b)
83 vgl. Kruse u. Dreesen (1995)
84 vgl. Grawe et al. (1994, S. 634)
85 Der von Ulrich Freund mit 5000 € dotierte Preis wird von der *Milton Erickson Gesellschaft für Klinische Hypnose* jährlich an Personen verliehen, die sich um die Hypnotherapie verdient gemacht haben.
86 vgl. Revenstorf u. Prudlo (1994)
87 vgl. Bongartz, Flammer u. Schwonke (2002)
88 vgl. Flammer u. Bongartz (2003)
89 Effektstärken von d < 0,5 werden üblicherweise als gering, von d = 0,5 bis 0,8 als mittel und von d > 0,8 als hoch eingeschätzt.
90 Anonymus (1775, S. 13 und 42)
91 Woitowitz, Peter u. Revenstorf (1999)
92 Revenstorf (2006)
93 Kirsch et al. (1995)
94 Kirsch (1996)
95 Crawford, Horton u. Lichtenberg (2004)
96 Raz, Fosella, McGuinness, Zephrani u. Posner (2004)
97 Revenstorf (2001a); Revenstorf u. Freund (2001); Revenstorf, Freund u. Trenkle (2001); Gerl (2001a, b); Trenkle (2001); Meiss (2001)
98 Revenstorf u. Peter (2001)
99 für detailliertere Informationen siehe Krause (2001)
100 Walter (2001)
101 Zindel (1997); Zindel (2001b)
102 Broelmann (2000)
103 Kleinhauz (1991b); Gruzelier (2004)
104 Das ist auf erschreckende Art und Weise auf einem Video demonstriert, auf dem ein Bühnenhypnotiseur gegen Ende der Show auf geradezu faschistische Weise den einzigen wirklich Hochsuggestiblen dazu bringt, sich extrem menschenunwürdig zu verhalten: Als Hahn laut „Kikeriki!" krähend, besteigt er einen anderen Teilnehmer als Henne.
105 Bäuerle (1843)
106 Rochas (1911); Rochas (1909/25)
107 für weiterführende Informationen siehe Peter u. Revenstorf (2001)

Literatur

Amler, M. (Hrsg.) (1992): Hypnose und Psychoanalyse. *Hypnose und Kognition* 9 (1/2).
Anonymus (1775): Gespräch über die heilsamen Beschwörungen und Wunderkuren des Hochwürdigen Herrn Gaßners, worinn zugleich die deswegen herausgekommenen Schriften beleuchtet, und viele merkwürdige Umstände und Anekdoten erzählet werden. (o. V.).
Bandler, R. u. J. Grinder (1975): Patterns of the hypnotic techniques of Milton H. Erickson. Vol I. Cupertino, CA (Meta).
Bandura, A. (1977): Self-efficacy: Toward a unifying theory of behavioral change. *Psychological Review* 84 (2): 191–215.
Barabasz, A. F. (2004): Hypnose-Konzepte: Fragen und Durchbrüche in der Forschung. *Hypnose und Kognition* 21 (1+2): 139–156.
Barabasz, A. F., M. Barabasz, S. Jensen, S. Calvin, M. Trevisan u. D. Warner (1999): Cortical event-related potentials show the structure of hypnotic suggestions is crucial. *International Journal of Clinical and Experimental Hypnosis* 47 (1): 5–22.
Bäuerle, P. D. (1843): Reise in den Mond, in mehrere Sterne und in die Sonne. Geschichte der Hell- und Weitseherin von Weilheim an der Teck. Bern (A. Weingart).
Bernheim, H. (1888): Die Suggestion und ihre Heilwirkung. Leipzig/Wien (Franz Deuticke) (fotomechanischer Nachdruck durch Edition Diskord, Tübingen, 1985).
Bernstein, M. (1956): The search for Bridey Murphy. Garden City, NY (Doubleday). [dt. (1957). Der Fall Bridey Murphy. Dokument einer Wiedergeburt. Göttingen (Zierau), Neuausg. (1990): Bern (Scherz).]
Bongartz, W. (1985): German norms for the Harvard Group Scale of Hypnotic Susceptibility, Form A. *International Journal of Clinical and Experimental Hypnosis* 33 (2): 131–139.
Bongartz, W. (2003): Hypnotherapie als eigenständige Psychotherapie: Theorie, Praxis, empirische Belege. *Hypnose und Kognition* 20 (1+2): 5–12.
Bongartz, W. u. B. Bongartz (2000): Hypnosetherapie. Göttingen (Hogrefe).
Bongartz, W., E. Flammer u. R. Schwonke (2002): Die Effektivität der Hypnotherapie: Eine meta-analytische Studie. *Psychotherapeut* 47 (2): 67–76.

Braid, J. (1843): Neurypnology, or The rational of nervous sleep, considered in relation with animal magnetism. London/Edinburgh (Churchill and Black).
Brodmann, K. (1898): Zur Methodik der hypnotischen Behandlung. *Zeitschrift für Hypnotismus* 7: 1–35, 228–246, 266–284.
Broelmann, H. (2000): Schadenersatzverpflichtung wegen Unfall bei Bühnenhypnose. *Hypnose und Kognition* 17 (1+2): 153f.
Butollo, W., M. Krüsmann u. M. Hagl (1998): Leben nach dem Trauma. Über den therapeutischen Umgang mit dem Entsetzen. München (Pfeiffer).
Cheek, D. B. (1988): Einige Beiträge Ericksons zur Medizin. *Hypnose und Kognition* 5 (2): 34–38.
Cheek, D. B. (1994): Hypnosis. The applicaton of ideomotor techniques. Boston (Allyn and Bacon).
Chevreul, M.-E. (1854): De la baguette divinatoire, du pendul dit explorateur et des tables tournantes, au point de vue de l'histoire, de la critique et de la méthode experimentale. Paris (Mallet-Bachelier, Gendu et Successeur de Bachelier).
Crawford, H. J., J. R. Horton u. P. Lichtenberg (2004): Die Neurowissenschaft der Hypnose: Der Einfluss von genetischen, neuroanatomischen und Informationsgeschwindigkeitsfaktoren auf die hypnotische Antwortbereitschaft. *Hypnose und Kognition* 21 (1+2): 93–118.
Dessoir, M. (1896): Das Doppel-Ich. Leipzig (Günther).
Erickson, M. H. (1937/1997): Die experimentelle Demonstration unbewußter psychischer Prozesse durch automatisches Schreiben. In: E. L. Rossi (Hrsg.): Gesammelte Schriften von Milton H. Erickson. Bd. 4: Untersuchung psychodynamischer Prozesse mittels Hypnose. Heidelberg (Carl-Auer), S. 184–199.
Erickson, M. H. u. L. B. Hill (1944/1997): Unbewußt mentale Aktivität in der Hypnose – Psychoanalytische Implikationen. In: E. L. Rossi (Hrsg.): Gesammelte Schriften von Milton H. Erickson. Bd. 4: Untersuchung psychodynamischer Prozesse mittels Hypnose. Heidelberg (Carl-Auer), S. 259–276.
Erickson, M. H. a. E. L. Rossi (1989): The february man: Evolving consciousness and identity in hypnotherapy. New York (Brunner/Mazel). [dt. (1991): Der Februarmann. Persönlichkeits- und Identitätsentwicklung in Hypnose. Paderborn (Junfermann).]
Erickson, M. H. u. E. L. Rossi (2004): Hypnose erleben. Veränderte Bewusstseinszustände therapeutisch nutzen. Stuttgart (Pfeiffer bei Klett-Cott).
Esdaile, J. (1846/1902): Mesmerism in India and its practical application in surgery medicine. Chicago (Psychic Research).
Flammer, E. a. W. Bongartz (2003): On the efficacy of hypnosis: A meta-analytic study. *Contemporary Hypnosis* 20 (4): 179–197.

Literatur

Freud, S. (1914): Erinnern, Wiederholen und Durcharbeiten. Gesammelte Schriften, Bd. VI. Leipzig/Wien/Zürich (Internationaler Psychoanalytischer Verlag), S. 109–119.
Freud, S. (1925): Selbstdarstellung. Gesammelte Schriften, Bd. XI. Leipzig/Wien/Zürich (Internationaler Psychoanalytischer Verlag), S. 117–182.
Fromm, E. (1992): Persönliche Gefühle eines Nazi-Flüchtlings: Warum ich von den Deutschen nicht geehrt werden will. *Hypnose und Kognition* 9 (1/2): 51–57.
Fromm, E. a. M. R. Nash (1996): Psychoanalysis and hypnoanalysis. New York (International Universities Press).
Gerl, W. (2001a): Ressourcen- und Zielorientierung. In: D. P. Revenstorf u. B. Peter (Hrsg.): Hypnose in Psychotherapie, Psychosomatik und Medizin. Ein Manual für die Praxis. Heidelberg (Springer), S. 75–83.
Gerl, W. (2001b): Vertiefung der Trance. In: D. Revenstorf u. B. Peter (Hrsg.): Hypnose in Psychotherapie, Psychosomatik und Medizin. Ein Manual für die Praxis. Heidelberg (Springer), S. 204–216.
Geuter, U. (1988): Die Professionalisierung der deutschen Psychologie im Nationalsozialismus. Frankfurt a. M. (Suhrkamp).
Gheorghiu, V. A. (2001): Vorbereitung und Aufhebung hypnotischer Vorgänge. In: D. Revenstorf u. B. Peter (Hrsg.): Hypnose in Psychotherapie, Psychosomatik und Medizin. Ein Manual für die Praxis. Heidelberg (Springer), S. 195–204.
Gilligan, S. G. (1991): Therapeutische Trance: Das Prinzip Kooperation in der Ericksonschen Hypnotherapie. Heidelberg (Carl-Auer), 4. Aufl. 2005.
Grawe, K. D., R. Donati u. F. Bernauer (1994): Psychotherapie im Wandel: Von der Konfession zur Profession. Göttingen (Hogrefe).
Gruzelier, J. H. (2004): Neurophysiologische Überlegungen zu den unerwünschten Effekten der Hypnose mit speziellem Bezug zur Bühnenhypnose. *Hypnose und Kognition* 21 (1+2): 225–274.
Haley, J. (1978): Die Psychotherapie Milton H. Ericksons. München (Pfeiffer).
Halligan, P. W., B. S. Atwal, D. A. Oakley u. R. S. Frackowiak (2000): Imaging hypnotic paralysis: Implications for conversion hysteria. *Lancet* 355: 968–967.
Halsband, U. (Hrsg.) (2004): Hirn und Hypnose. *Hypnose und Kognition* 21 (1+2).
Hart, O. van der u. B. Peter (Hrsg.) (1995): Dissoziative Identitätsstörung (Multiple Persönlichkeitsstörung). *Hypnose und Kognition* 12.
Heydenreuter, R. (2000): Die Anfänge der Psychotherapie in Deutschland: Die kurbayerische Akademie der Wissenschaften und Mesmer im Jahre 1775. *Hypnose und Kognition* 17 (1+2): 35–46.
Hilgard, E. R. (1989): Eine Neo-Dissoziationstheorie des geteilten Bewußtseins. *Hypnose und Kognition* 6 (2): 3–20.

Jovanovic, U. (1988): Methodik und Theorie der Hypnose. Stuttgart/New York (Gustav Fischer).
Kaiser Rekkas, A. (2005): Klinische und Hypnotherapic. Praxisbezogenes Lehrbuch für die Ausbildung. Heidelberg (Carl–Auer).
Kinzel, F. C. (1992): Freud und die Hypnose: Ein Diskurs über zeitgenössische Einflußgrößen in einer frühen Phase der präpsychoanalytischen Ära. *Hypnose und Kognition* 9 (1/2): 125–143.
Kirsch, I. (1996): Hypnosis in psychotherapy: Efficacy and mechanisms. *Contemporary Hypnosis* 13 (2): 109–114.
Kirsch, I., G. Montgomery a. G. Sapirstein (1995): Hypnosis as an adjunct to cognitive-behavioural psychotherapy: A meta-analysis. *Journal of Consulting and Clinical Psychology* 63 (2): 214–220.
Kleinhauz, M. (1991a): Negative Reaktionen bei der Anwendung von Hypnose: Handhabung, Vorsichtsmaßnahmen und das israelische Hypnosegesetz. *Hypnose und Kognition* 8 (1): 1–12.
Kleinhauz, M. (Hrsg.) (1991b): Gefahren der Hypnose. *Hypnose und Kognition* 8 (1).
Kolk, B. A. van der (1996): The body keeps the score: Approaches to the psychobiology of posttraumatic stress disorder. In: B. A. van der Kolk, A. C. McFarlane a. L. Weisaeth (eds.): Traumatic stress. The effects of overwhelming experiene on mind, body and society. New York (Guilford), p. 214–241.
Kolk, B. A. van der, A. C. McFarlane a. L. Weisaeth (eds.) (1996): Traumatic stress. The effects of overwhelming experiene on mind, body and society. New York (Guilford).
Kossak, H.-C. (1993): Lehrbuch der Hypnose. Weinheim (PVU), 4. Aufl. 2004.
Kosslyn, S. M., W. L. Thompson, M. F. Constantini-Ferrando, N. M. Alpert a. D. Spiegel (2000): Hypnotic visual illusion alters color processing in the brain. *American Journal of Psychiatry* 157: 1270–1284.
Krause, C. (2001): Hypnotisierbarkeit, Suggestibilität und Trancetiefe. In: D. P. Revenstorf u. B. Peter (Hrsg.): Hypnose in Psychotherapie, Psychosomatik und Medizin. Ein Manual für die Praxis. Heidelberg (Springer), S. 101–119.
Kruse, P. u. H. N. Dreesen (Hrsg.) (1995): Therapeutische Rituale. *Hypnose und Kognition* 11 (1).
Liébeault, A. A. (1892/1893): Hypnotismus und Suggestionstherapie. *Zeitschrift für Hypnotismus* 1: 11–16.
Loftus, E. F. (1994): The repressed memory controversy. *American Psychologist* 49: 443–445.
Marshall, J. C., P. W. Halligan, G. R. Fink, D. T. Wade a. R. S. Frackowiak (1997): The functional anatomy of hysterical paralysis. *Cognition* 64: B1–8.
McConkey, K. M. a. P. W. Sheehan (1995): Hypnosis, memory, and behavior in criminal investigation. New York (Guilford).

Literatur

Meiss, O. (2001): Kontextaspekte der Suggestion. In: D. Revenstorf u. B. Peter (Hrsg.): Hypnose in Psychotherapie, Psychosomatik und Medizin. Ein Manual für die Praxis. Heidelberg (Springer), S. 90–96.
Mesmer, F. A. (1785): Lehrsäzze des Herrn Mesmer's so wie er sie in den geheimen Versammlungen der Harmonia mitgetheilt hat, und worinnen man seine Grundsätze, seine Theorie, und die Mittel findet selbst zu magnetisiren. Strasburg (Verlag der akademischen Buchhandlung).
Murphy, J. (1976): Die Macht Ihres Unterbewußtseins. Genf (Ariston).
Perren-Klingler, G. (2001): Posttraumatische Belastungstörung. In: D. Revenstorf u. B. Peter (Hrsg.): Hypnose in Psychotherapie, Psychosomatik und Medizin. Ein Manual für die Praxis. Heidelberg (Springer), S. 467–478.
Peter, B. (1990): Symptomsubstitution bei einem Fall chronischer Migräne. *Hypnose und Kognition* 7 (2): 1–6.
Peter, B. (1991): Stimmen aus der Vergangenheit: Bramwell, Delboeuf, Janet (1896): Editorische Vorbemerkungen. *Hypnose und Kognition* 8 (1): 51–58.
Peter, B. (1992): Hypnoanalyse: Der Beitrag von Erika Fromm. *Hypnose und Kognition* 9 (1+2): 58–84.
Peter, B. (1994): Zur Relevanz hypnotischer Trance und hypnotischer Phänomene in Psychotherapie und Psychosomatik. *Verhaltenstherapie* 4 (4): 276–284.
Peter, B. (1996a): Normale Instruktion oder hypnotische Suggestion: Was macht den Unterschied? *Hypnose und Kognition* 13 (1+2): 147–163.
Peter, B. (1996b): Hypnose bei Kopfschmerz und Migräne. *Naturheilpraxis* 49 (5): 689–694.
Peter, B. (1997): Hypnosis in the treatment of cancer pain. *Australian Journal of Clinical and Experimental Hypnosis* 25 (1): 40–52.
Peter, B. (1998): Möglichkeiten und Grenzen der Hypnose in der Schmerzbehandlung. *Der Schmerz* 12 (3): 179–186.
Peter, B. (2000a): Ericksonsche Hypnotherapie und die Neukonstruktion des „therapeutischen Tertiums". *Psychotherapie* 5 (1): 6–21.
Peter, B. (2000b): Hypnotische Selbstkontrolle: Die wirksame Therapie des Teufelsbanners Johann Joseph Gaßner um 1775. *Hypnose und Kognition* 17 (1+2): 19–34.
Peter, B. (2000c): Zur Geschichte der Hypnose in Deutschland. *Hypnose und Kognition* 17 (1+2): 47–106.
Peter, B. (2001a): Hypnose und die Konstruktion von Wirklichkeit. In: D. Revenstorf u. B. Peter (Hrsg.): Hypnose in Psychotherapie, Psychosomatik und Medizin. Ein Manual für die Praxis. Heidelberg (Springer), S. 33–53.
Peter, B. (2001b): Hypnotische Hypermnesie und Amnesie. In: D. Revenstorf u. B. Peter (Hrsg.): Hypnose in Psychotherapie, Psychosomatik und Medizin. Ein Manual für die Praxis. Heidelberg (Springer), S. 216–227.

Peter, B. (2001c): Phantomglied-Schmerzen. In: D. Revenstorf u. B. Peter (Hrsg.): Hypnose in Psychotherapie, Psychosomatik und Medizin. Ein Manual für die Praxis. Heidelberg (Springer), S. 640–650.

Peter, B. (2002): Hypnotherapeutische Schmerzkontrolle. Techniken und Konzepte. *Psychotherapeuten Forum – Praxis und Wissenschaft* 9 (2): 5–14.

Peter, B. (2003): Hypnose. In: H. D. Basler, C. Franz, B. Kröner-Herwig u. H. P. Rehfisch (Hrsg.): Psychologische Schmerztherapie. Berlin (Springer), S. 567–587.

Peter, B. (2005): Hypnose und Hypnotherapie. *Psychotherapie im Dialog* 6 (1): 34–39.

Peter, B. (2006a): Zur Geschichte der Dissoziativen Identitätsstörung: Justinus Kerner und das Mädchen von Orlach. In: P. Fiedler (Hrsg.): Trauma, Dissoziation, Persönlichkeit. Pierre Janets Beiträge zur modernen Psychiatrie, Psychologie und Psychotherapie. Frankfurt a. M. (Papst), S. 135–150.

Peter, B. (2006b): Hypnotherapie in der Behandlung von Posttraumatischer Belastungsstörung. In: A. Maercker u. R. Rosner (Hrsg.): Psychotherapie der posttraumatischen Störungen. Stuttgart (Thieme).

Peter, B. u. W. Bongartz (1998): Hypnose in der Schmerzbehandlung. *T&E Neurologie Psychiatrie* 12 (5): 385–395.

Peter, B. u. D. Revenstorf (2000): Commentary on Matthews's "Ericksonian approaches to hypnosis and therapy: Where are we now?" *International Journal of Clinical and Experimental Hypnosis* 48 (4): 433–437.

Peter, B. u. D. Revenstorf (2001): Kontraindikationen, Bühnenhypnose und Willenlosigkeit. In: D. Revenstorf u. B. Peter (Hrsg.): Hypnose in Psychotherapie, Psychosomatik und Medizin. Ein Manual für die Praxis. Heidelberg (Springer), S. 119–142.

Peter, B., C. Kraiker u. D. Revenstorf (Hrsg.) (1991): Hypnose und Verhaltenstherapie. Bern (Huber).

Pettinati, H. M. (1988): Hypnosis and memory: Integrative summary and future directions. In: H. M. E. Pettinati (ed.): Hypnosis and memory. New York (Guilford), p. 277–292.

Piaget, J. (1975): Der Aufbau der Wirklichkeit beim Kinde. Stuttgart (Klett).

Piesbergen, C. u. B. Peter (2005): Was messen Suggestibilitätsskalen? Eine Untersuchung zur Faktorenstruktur der Harvard Group Scale of Hypnotic Susceptibility, Form A (HGSHS: A). *Hypnose. Zeitschrift für Hypnose und Hypnotherapie* 0 (1+2): 139–159.

Raz, A., J. A. Fosella, P. McGuinness, Z. R. Zephrani u. M. I. Posner (2004): Neuronale Korrelate und genetische Zusammenhänge von Aufmerksamkeits- und hypnotischen Phänomenen. *Hypnose und Kognition* 21 (1+2): 79–92.

Literatur

Reddemann, L. (2001): Imagination als heilsame Kraft. Stuttgart (Pfeiffer bei Klett-Cotta).
Revenstorf, D. (1991): Hypnose als kognitive Therapie. In: B. Peter, C. Kraiker u. D. Revenstorf (Hrsg.): Hypnose und Verhaltenstherapie. Bern (Huber).
Revenstorf, D. (1996): Hypnose und kognitive Verhaltenstherapie. *Hypnose und Kognition* 13 (1+2): 23–50.
Revenstorf, D. (2001a): Nutzung der Beziehung in der Hypnotherapie. In: D. Revenstorf u. B. Peter (Hrsg.): Hypnose in Psychotherapie, Psychosomatik und Medizin. Ein Manual für die Praxis. Heidelberg (Springer), S. 53–75.
Revenstorf, D. (2001b): Trance und die Ziele und Wirkungen der Hypnotherapie. In: D. Revenstorf u. B. Peter (Hrsg.): Hypnose in Psychotherapie, Psychosomatik und Medizin. Ein Manual für die Praxis. Heidelberg (Springer), S. 11–33.
Revenstorf, D. (Hrsg.) (2006): Expertise zur Beurteilung der wissenschaftlichen Evidenz des Psychotherapieverfahrens Hypnotherapie, entsprechend den Kriterien des wissenschaftlichen Beirates Psychotherapie. *Hypnose: Zeitschrift für Hypnose und Hypnotherapie* 1 (1+2).
Revenstorf, D. u. U. Freund (2001): Indirekte Induktion und Kommunikation. In: D. Revenstorf u. B. Peter (Hrsg.): Hypnose in Psychotherapie, Psychosomatik und Medizin. Ein Manual für die Praxis. Heidelberg (Springer), S. 169–184.
Revenstorf, D. u. B. Peter (Hrsg.) (2001): Hypnose in Psychotherapie, Psychosomatik und Medizin. Ein Manual für die Praxis. Heidelberg (Springer).
Revenstorf, D. u. U. Prudlo (1994): Zu den wissenschaftlichen Grundlagen der klinischen Hypnose unter besonderer Berücksichtigung der Hypnotherapie nach Milton H. Erickson. *Hypnose und Kognition* 11 (1+2): 190–224.
Revenstorf, D., U. Freund u. B. Trenkle, B. (2001): Therapeutische Geschichten und Metaphern. In: D. Revenstorf u. B. Peter (Hrsg.): Hypnose in Psychotherapie, Psychosomatik und Medizin. Ein Manual für die Praxis. Heidelberg (Springer), S. 240–269.
Rochas, A. de (1909/1925): Die Ausscheidung des Empfindungsvermögens. Experimentelle und historische Studie. Leipzig (Max Altmann).
Rochas, A. de (1911): Les vies successives. Documents pour l'étude de cette question. Paris (Chacornac).
Roth, G. (1995): Das Gehirn und seine Wirklichkeit. Frankfurt a. M. (Suhrkamp).
Schmidt, G. (1989): Wenn Sie Ihr Unbewußtes treffen, grüßen Sie es von mir! – Einige Anmerkungen zum Phänomen einer Verdinglichung. *Hypnose und Kognition* 6 (1): 19–31.
Simmel, E. (1919/1993): Zur Psychoanalyse der Kriegsneurose. In: L. M. Hermanns u. U. Schultz-Venrath (Hrsg.): Ernst Simmel: Psychoanalyse

und ihre Anwendungen. Ausgewählte Schriften. Frankfurt a. M. (Fischer).
Spiegel, D. u. S. Kosslyn (2004): Glauben gleich Sehen: Die Neurophysiologie der Hypnose. *Hypnose und Kognition* 21 (1+2): 119–138.
Stadler, M. u. P. Kruse, P. (1986): Gestalttheorie und Theorie der Selbstorganisation. *Gestalt Theory* 8 (2): 75–98.
Stadler, M. u. P. Kruse (1990): Über Wirklichkeitskriterien. In: V. Riegas u. C. Vetter (Hrsg.): Zur Biologie der Kognition. Frankfurt a. M. (Suhrkamp), S. 133–158.
Trenkle, B. (2001): Utilisation – Ein Kernbegriff der ericksonschen Hypnotherapie. In: D. Revenstorf u. B. Peter (Hrsg.): Hypnose in Psychotherapie, Psychosomatik und Medizin. Ein Manual für die Praxis. Heidelberg (Springer), S. 83–90.
Walter, H. (2001): Hypnotherapie bei Psychosen. In: D. Revenstorf u. B. Peter (Hrsg.): Hypnose in Psychotherapie, Psychosomatik und Medizin. Ein Manual für die Praxis. Heidelberg (Springer), S. 498–507.
Watkins, J. G. (1971): The affect bridge: A hypnoanalytic technique. *International Journal of Clinical and Experimental Hypnosis* 19 (1): 21–27.
Weitzenhoffer, A. M. (1994): Erickson und die Einheit des Hypnotismus. *Hypnose und Kognition* 11 (1+2): 5–19.
Woitowitz, K., B. Peter u. D. Revenstorf (1999): Zur Praxis der Hypnotherapie. Eine Befragung von Hypnotherapeutinnen und Hypnotherapeuten der M.E.G. *Psychotherapeuten Forum. Praxis und Wissenschaft* 6 (6): 9–13.
Yapko, M. D. (1994): Suggestions of abuse: True and false memories of childhood sexual trauma. New York (Simon & Schuster).
Zeig, J. K. (1994): Direkte und indirekte Methoden: Die Priorität des indirekten Vorgehens. *Hypnose und Kognition* 11 (1+2): 20–33.
Zindel, J. P. (1997): Die Technik der aktiven Introjektion des Therapeuten: Ein hypnoanalytischer Zugang bei tief gestörten Patienten. *Hypnose und Kognition* 14 (1+2): 47–54.
Zindel, J. P. (2001a): Hypnoanalyse. In: D. Revenstorf u. B. Peter (Hrsg.): Hypnose in Psychotherapie, Psychosomatik und Medizin. Ein Manual für die Praxis. Heidelberg (Springer), S. 325–333.
Zindel, J. P. (2001b): Hypnose mit frühgestörten und Borderline-Patienten. In: D. Revenstorf u. B. Peter (Hrsg.): Hypnose in Psychotherapie, Psychosomatik und Medizin. Ein Manual für die Praxis. Heidelberg (Springer), S. 488–498.

Über den Autor

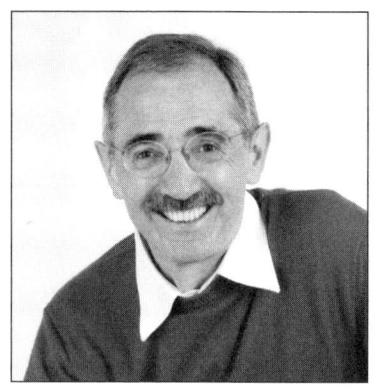

Burkhard Peter, Dr. phil., Psychologischer Psychotherapeut in eigener Praxis in München. Nach Ausbildung in Verhaltenstherapie und Gesprächspsychotherapie 1976 Mitbegründer des Instituts für Integrierte Therapie (IIT) in München; 1978 Mitbegründer und bis 1984 Gründungsvorsitzender der Milton Erickson Gesellschaft für klinische Hypnose (M. E. G.); im Vorstand der International Society of Hypnosis (ISH), Melbourne, Australien von 1992 bis 2000.

Verantwortlicher Herausgeber der Fachzeitschrift *Hypnose: Zeitschrift für Hypnose und Hypnotherapie* (vormals *Hypnose und Kognition*), Mitherausgeber und Autor von 6 Büchern und mehr als 120 Artikeln und Buchbeiträgen über Hypnose und Hypnotherapie.

1997 Fellowship der American Society for Clinical Hypnosis (ASCH), 1999 Lifetime Achievement Award for outstanding contributions to the field of psychotherapy der Milton H. Erickson Foundation, Phoenix, AZ, USA; 2004 Pierre Janet Award for Clinical Excellence der International Society of Hypnosis (ISH); 2006 Milton-Erickson-Preis der Milton Erickson Gesellschaft für klinische Hypnose (M. E. G.).

Ausbilder und Supervisor in Hypnotherapie für die M. E. G. Lehrauftrag für klinische Hypnose am Psychologischen Institut der Universität München.

ISSN 1862-4731

Hypnose

Zeitschrift für Hypnose und Hypnotherapie

Hypnose ist die Zeitschrift der folgenden Hypnosegesellschaften:

Deutsche Gesellschaft für ärztliche Hypnose und autogenes Training (DGÄHAT)

Deutsche Gesellschaft für Hypnose (DGH)

Deutsche Gesellschaft für zahnärztliche Hypnose (DGZH)

Gesellschaft für klinische Hypnose, Schweiz (ChypS)

Milton Erickson Gesellschaft für klinische Hypnose, Deutschland (M.E.G.)

Milton Erickson Gesellschaft für klinische Hypnose und Kurzzeittherapie, Austria (MEGA)

sowie des wissenschaftlichen Beirates der deutschsprachigen Hypnosegesellschaften (WBDH)

2004 Doppelheft (HyKog): Hirn und Hypnose (288 Seiten)
2005 Doppelheft: Schmerz und Hypnose (176 Seiten)
2006 Doppelheft: Zur wiss. Anerkennung der Hypnotherapie
2007 Doppelheft: Ego-State-Therapie
2008 Doppelheft: Tübinger Studien
2009 Doppelheft: Hypnose und Psychodynamik
2010 Doppelheft: Hypnose in der Medizin

je Doppelheft € 20 – im Abonnement € 15

Weitere Informationen unter **www.MEG-stiftung.de**

Gunther Schmidt

Einführung in die hypnosystemische Therapie und Beratung

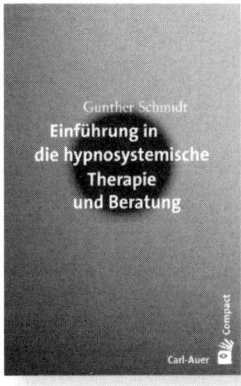

128 Seiten, Kt, 2. Aufl. 2008
ISBN 978-3-89670-470-2

„Wer zunächst einmal schnuppern möchte, ist mit dem Band hervorragend bedient. Auf sehr kompakten 128 Seiten zeigt sich Gunther Schmidt auch als Meister der verdichteten Form. Sein gut gegliedertes Buch, unterstützt von hilfreichen Grafiken, macht die Leser vertraut mit den zentralen Elementen seines Ansatzes von Therapie und Beratung als ‚zieldienlicher, kontexadäquater und kompetenzfokussierender Intervention' und reiht sich damit auf beste Weise ein in die brillante Carl-Auer-Reihe zur Einführung in Schlüsselkonzepte systemischer Therapie und Beratung. Ein Grundlagenwerk systemischer Hypnotherapie!"　　　　　Tom Levold

„Das letzte Drittel des Buchs wird die PraktikerInnen erfreuen. Dieses letzte Kapitel beschreibt die typischen Phasen und Schritte einer hypnosystemischen Beratung. Es sind wunderbare Anregungen für PraktikerInnen. Es bleibt nichts anderes, als diese zu lesen, zu lernen und anzuwenden. Und auch wenn nur ein Zehntel davon hängenbleibt, haben wir und damit auch andere Klienten den Profit. Dieses letzte Kapitel macht es aus, dass ein Büchlein wie dieses nicht ins Bücherregal, sondern auf das Pult gehört."
　　　　　　　　　　　　　　　　　　　　　　　　　　　　　Kontext

Carl-Auer Verlag • www.carl-auer.de

Karl L. Holtz | Siegfried Mrochen

Einführung in die Hypnotherapie mit Kindern und Jugendlichen

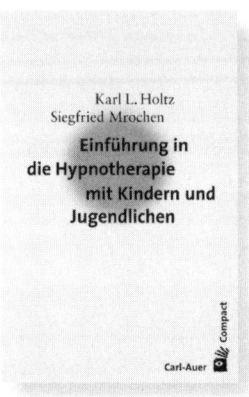

128 Seiten, Kt, 2005
ISBN 978-3-89670-465-8

Karl L. Holtz und Siegfried Mrochen zeigen, wie sich individuelle Stärken von Kindern und Jugendlichen gezielt nutzbar machen lassen und welche entwicklungsspezifischen Aufmerksamkeits- und Motivationsprozesse im Therapieverlauf zu berücksichtigen sind.

Die zahlreichen Fallbeispiele geben nützliche Hinweise zur Gestaltung der therapeutischen Beziehung und verdeutlichen, wie sich die Kompetenzen von Heranwachsenden im Hinblick auf Veränderungen und Stärkung des eigenen Selbstkonzepts entwickeln und festigen lassen.

„Das Buch ist fundiert, gut strukturiert und praxisorientiert. Unerwartet ob seiner Kürze, ist es nicht nur Einführung, sondern gleich Anleitung zur Ausführung – so ist Hypnotherapie mit Kindern und Jugendlichen lernbar." Dr. med. Jürg Liechti

Carl-Auer Verlag • www.carl-auer.de

Agnes Kaiser Rekkas

Wie man ein Krokodil fängt, ohne es zu verletzen

Innovative Hypnotherapie

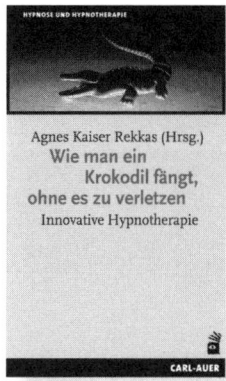

253 Seiten, Kt, 2009
ISBN 3-978-89670-675-1

Wie fängt man ein Krokodil, ohne es zu verletzen? Auch gestandene Therapeuten stehen immer wieder vor Fällen, die ihnen alles abverlangen. Die erfahrene Lehrtherapeutin Agnes Kaiser Rekkas hat 40 Kollegen und Kolleginnen gebeten, ihre besten therapeutischen Hypnoseanleitungen niederzuschreiben. Es entstand ein faszinierendes Kaleidoskop von originellen, manchmal verblüffenden, in jedem Fall hoch wirksamen Methoden, die sich unmittelbar in die tägliche Praxis übernehmen lassen.

Das Feld der Anwendungen reicht vom Herstellen körperlichen Wohlbefindens über Hypno-Coaching und den Aufbau von Selbstwert bis zur Schmerzlinderung, Angstbewältigung und Behandlung von Adipositas. Techniken wie Tranceinduktion, Selbsthypnose, Altersregression oder die Arbeit mit Persönlichkeitsanteilen werden anhand von Fallberichten illustriert und erläutert.

„Ein Buch, aus dem man viel lernen kann. Prädikat: Meisterklasse!"
                                                              Bernhard Trenkle

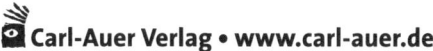